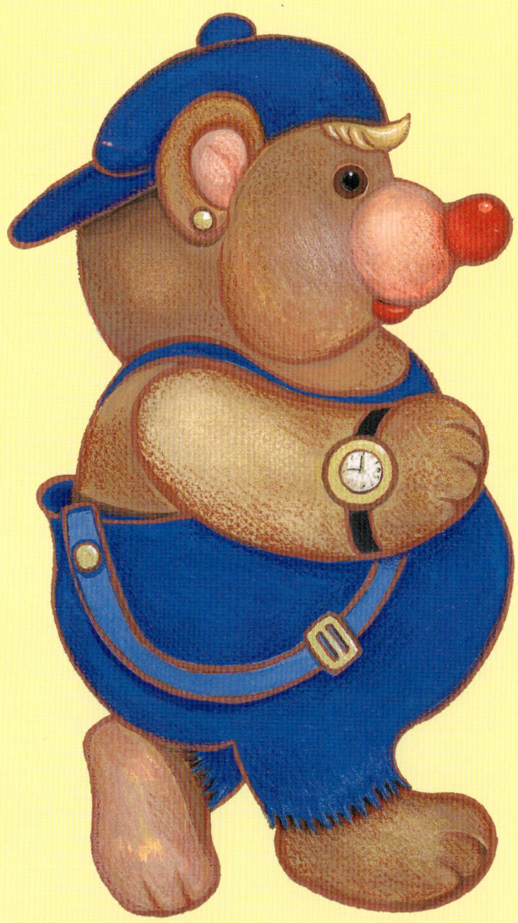

Bibliografische Information Der Deutschen Bibliothek
Die Deutsche Bibliothek verzeichnet diese Publikation in der Deutschen Nationalbibliografie;
detaillierte bibliografische Daten sind im Internet über >http://dnb.ddb.de< abrufbar.

Illustrationen: Gottfried Kumpf
Konzept und Gestaltung: Guni Kumpf
Umschlagbild: Gottfried Kumpf
Grafische Gestaltung/Satz: Ulli Faber, verlagsbuero wien
Lektorat: Natalie Tornai
Gesamtherstellung: Niederösterreichisches Pressehaus
Druck- und Verlagsgesellschaft mbH

ISBN 3 7017 2001 0

Printed by Regent in China

Thomas Brezina • Gottfried Kumpf

Der Schnüffelnasenbär

sucht den Mach-Mir-Mut-Stein

Geschrieben von Thomas Brezina • Gemalt von Gottfried Kumpf

Residenz Verlag

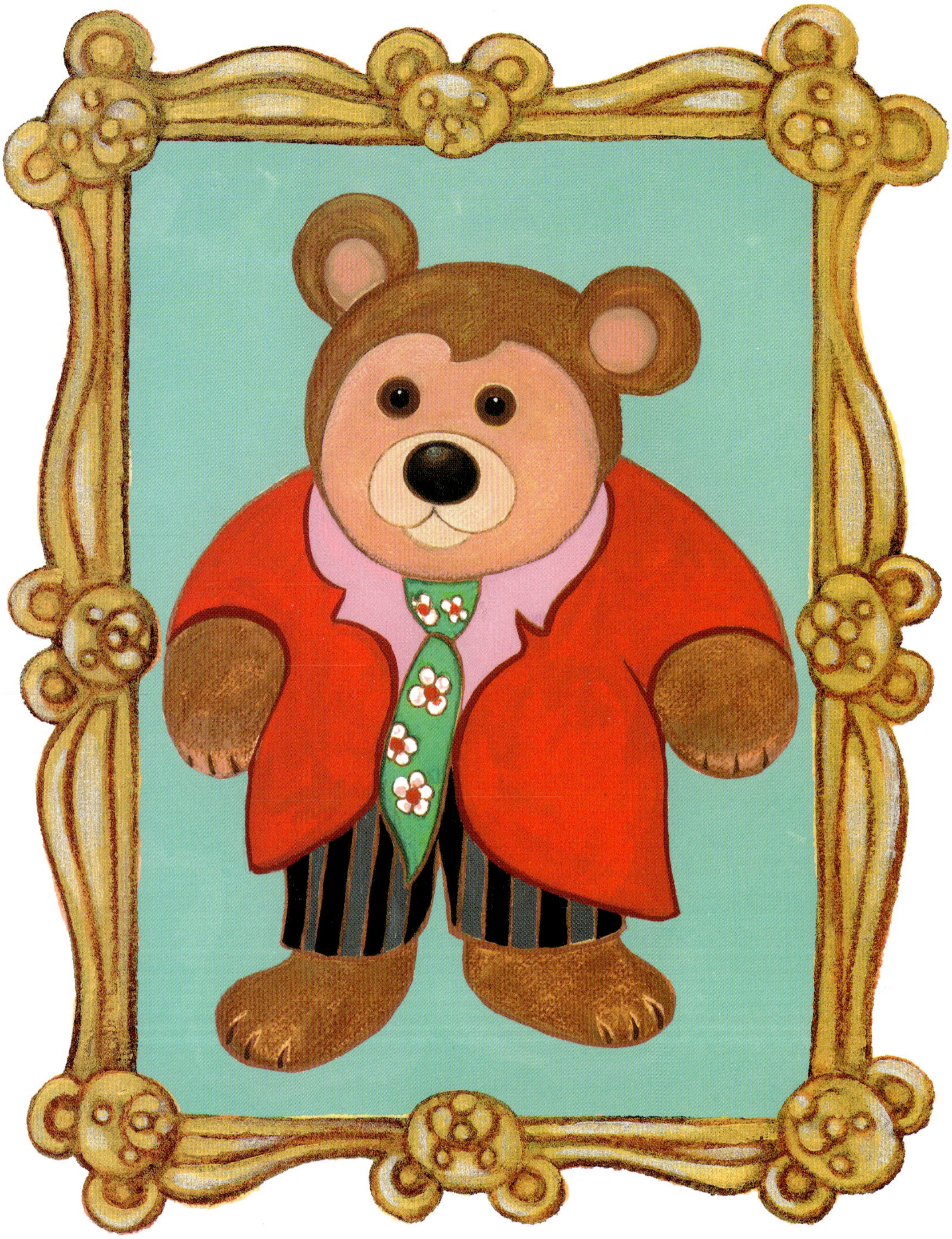

Papa-Bär

Zu meinem Papa-Bär sagen alle:
„Ist das ein großer, starker Bär!“

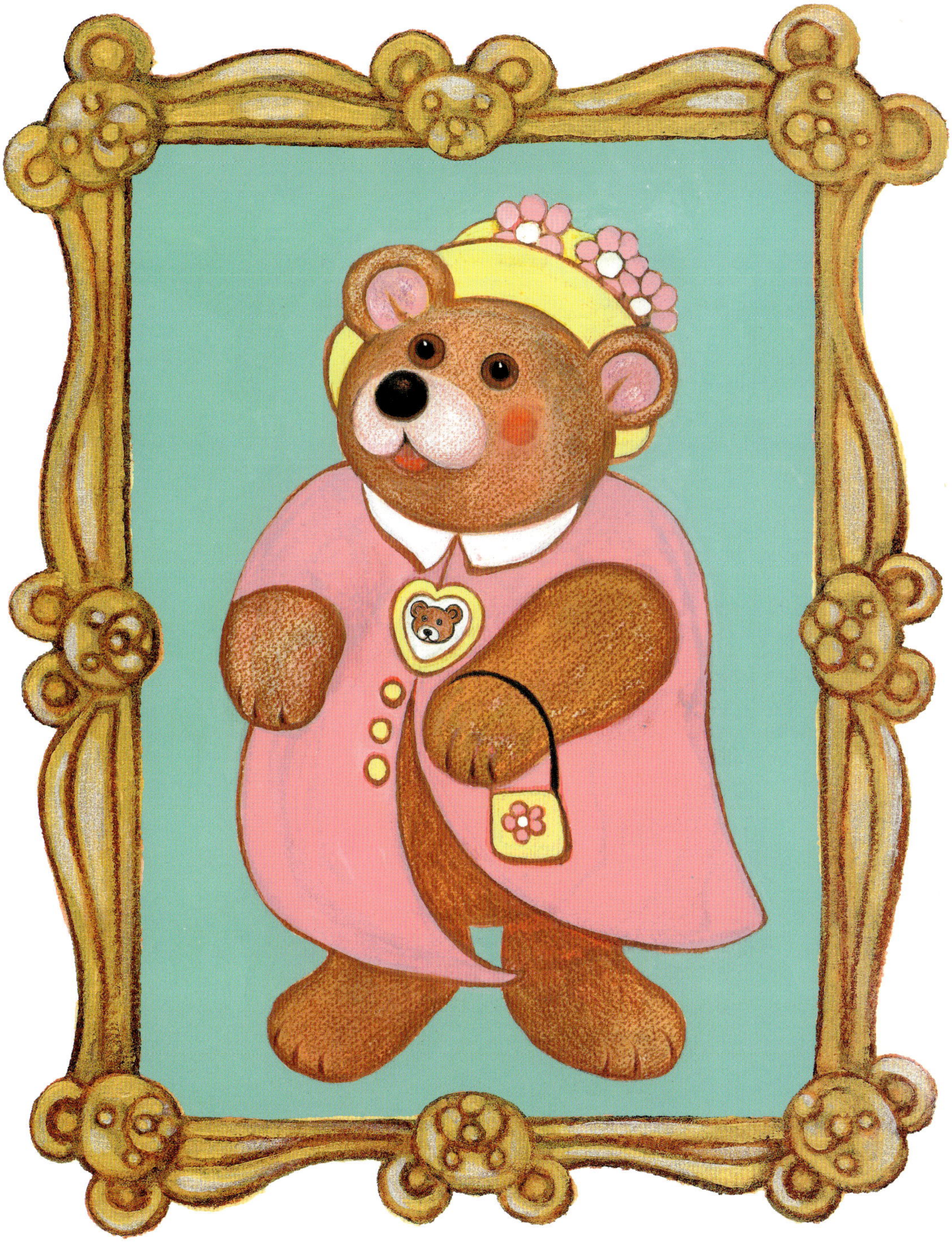

MAMA-BÄR

Zu meiner Bären-Mama sagen alle:
„So eine schöne, schlaue Bärenfrau."

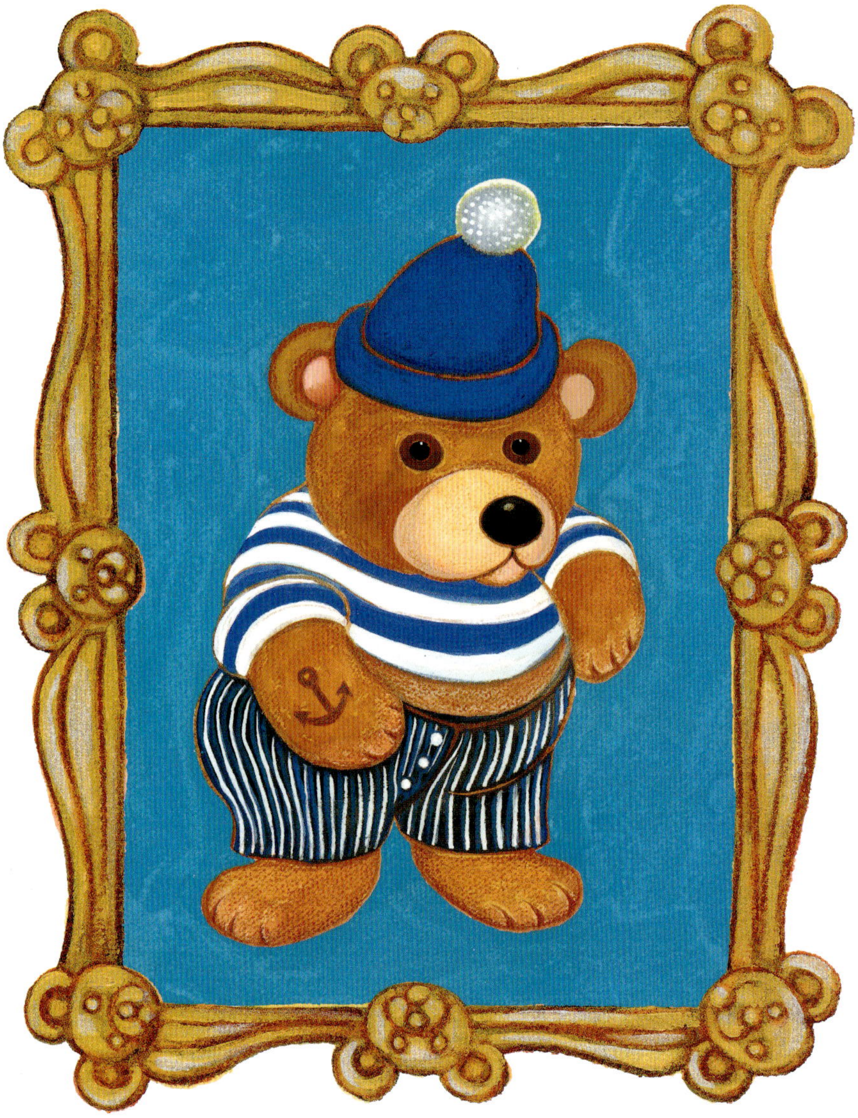

Bruder-Bär

Zu meinem Bruder-Bär sagen alle:
„Der wird einmal so groß und stark wie Papa-Bär!“

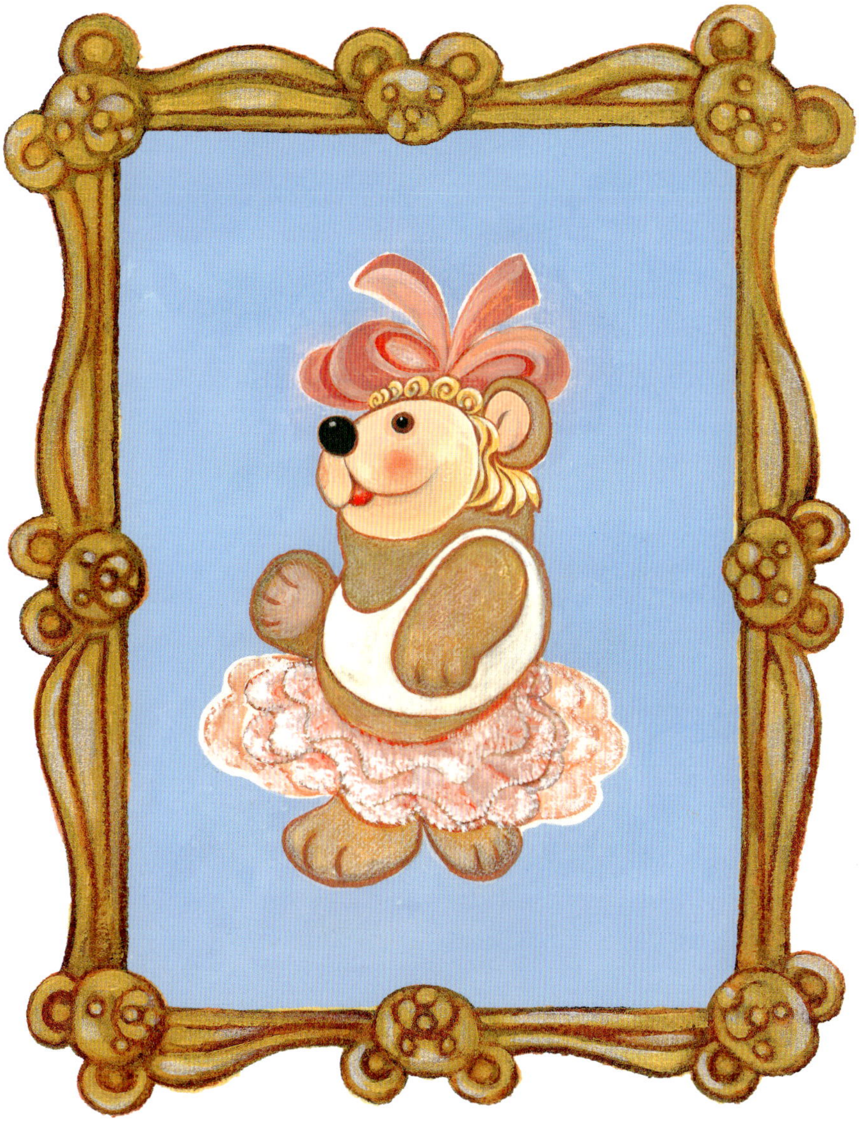

Schwesterchen-Bär

Zu meinem Bären-Schwesterchen sagen alle:
„Ist das ein süßes Bären-Baby!“

Zu mir sagen alle: „Iiiiii, was hat denn der für eine große rote Nase!“
Manche kichern dann auch und machen sich lustig.
Aber das stört mich nicht. Denn ich bin der Schnüffelnasen-Bär!
Der einzige Schnüffelnasen-Bär auf der ganzen Welt. Meine große Nase ist dazu da, sie überall hineinzustecken! Und das tue ich gerne!

Ich schnüffle hin, ich schnüffle her,
alles interessiert mich sehr,
wissen will ich immer mehr,
ich, der Schnüffelnasen-Bär!

Ich also bin der Schnüffelnasen-Bär, und ich bin sehr neugierig! Mama-Bär nennt mich immer Schnüffi. Manchmal streicht sie mir auch über den Kopf und sagt: „Mein Schnüffelchen."
Dir verrate ich jetzt ein Geheimnis. Es ist das größte Geheimnis, das ich habe. Du darfst es niemandem weitersagen. Ganz bestimmt nicht. Gib mir dein großes Bären-Ehrenwort! Pfote drauf und abgemacht!

Mein großes Geheimnis sind eigentlich drei Geheimnisse.
Nummer eins: Manchmal sagt meine Bären-Mama zu mir: „Schnüffi, bitte, hol mir ein paar Kartoffeln aus dem Keller!" Wenn Mama-Bär mich in den Keller schickt, dann bekomme ich Bauchgrummeln.
Als hätte ich zu viele grüne Himbeeren gegessen. Meine Tatzen zittern und meine Beine sind weich und wackelig wie Pudding.
Ich schleiche bis zur Kellertür. Ich presse mein Ohr dagegen. Höre ich nichts, blinzle ich durch das Schlüsselloch. Sehe ich nichts, mache ich die Tür auf. Wenn ich Bauchgrummeln habe, reime ich immer.
An der Kellertür sage ich leise zu mir:

BEI DER GROSSEN SCHNÜFFELNASE,
ICH BIN DOCH KEIN ZITTERHASE,
DESHALB PFOTEN, GEHT TRIPTRAP
IN DEN KELLER SCHNELL HINAB!

Aber es nützt nichts.
Warum meine Pfoten nicht in den Keller hinunter wollen? Na gut, ich sag's dir. Im Keller ist es so dunkel. Selbst wenn ich das Licht anknipse, ist es in den Ecken noch immer finster.
Ich laufe zurück zu Mama-Bär, nehme den Mülleimer und trage ihn hinaus. Es ist zwar fast nichts drin, aber Mama vergisst so bestimmt, was sie von mir wollte. Sie freut sich, wenn ich den Mülleimer ausleere. Das mache ich sonst nämlich nie. Aber es ist viel besser als in den Keller gehen.

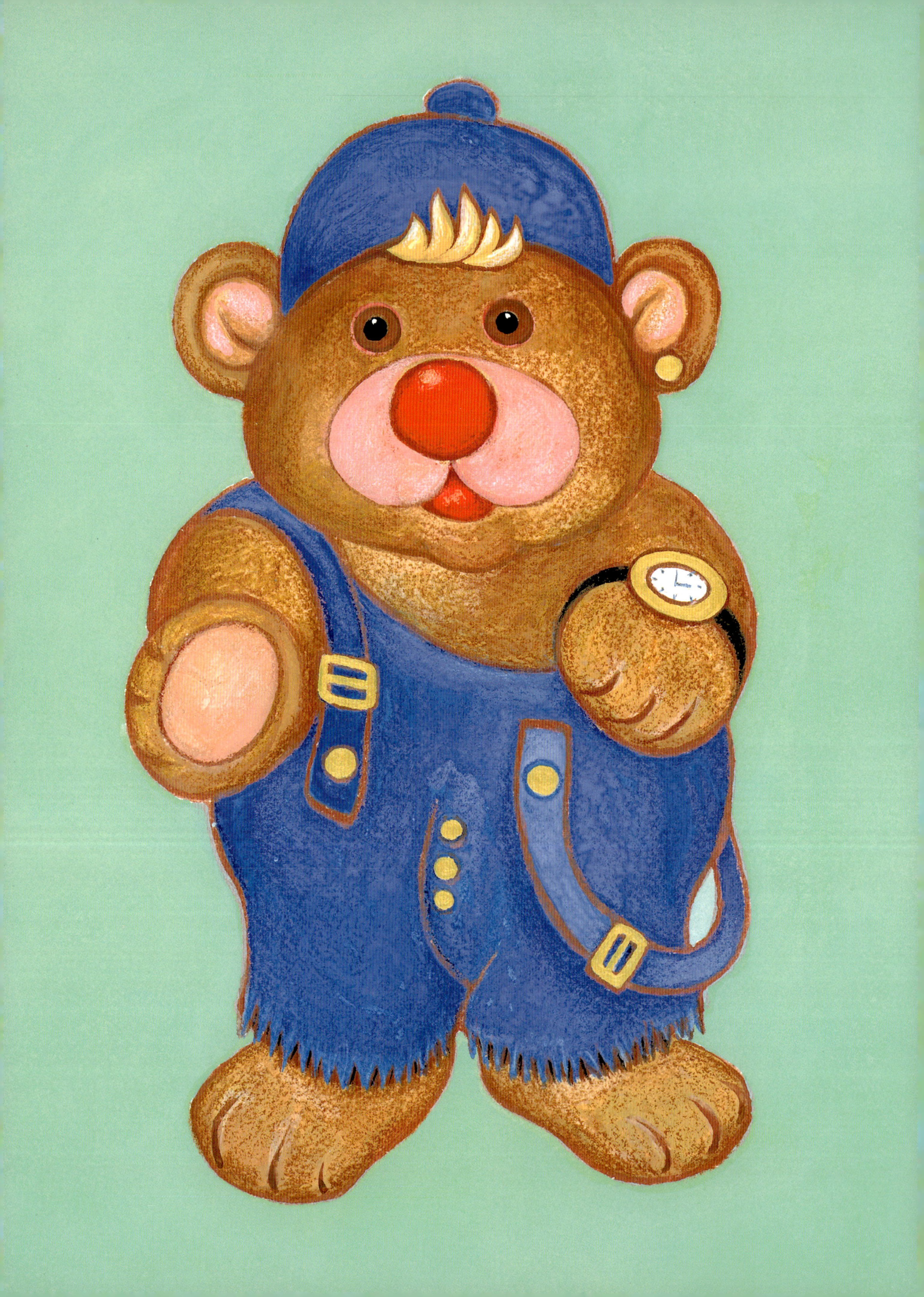

Einmal hat etwas dort unten gequietscht. Bestimmt war das ein Gespenst. Ein anderes Mal hat es geknistert und geraschelt. Sicher hausen im Keller kleine graue Ungeheuer mit sieben Köpfen und spitzen Krallen. Mein ganzer Pelz sträubt sich, wenn ich daran denke, und ich sehe aus wie eine Flaschenbürste. Außerdem steht im Keller ein schwarzer Mann. Ich habe ihn genau gesehen. Stumm steht er da und glotzt. Schnell schlage ich die Kellertür zu, damit er mich nicht fangen kann.

Ich, der Schnüffelnasen-Bär,
ärgere mich wirklich sehr,
weil ich so viel zittern muss,
wann ist damit endlich Schluss?

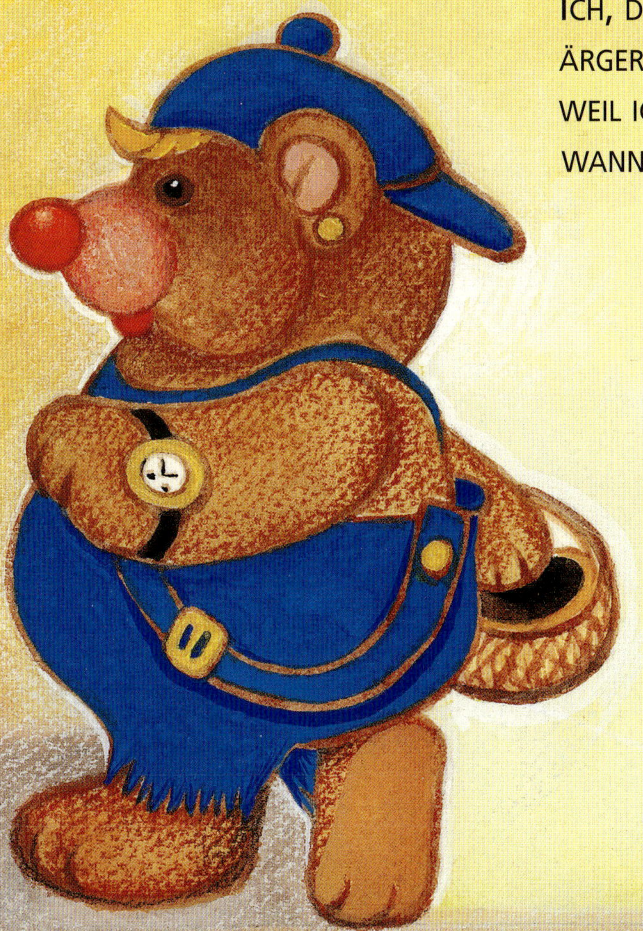

Du hast versprochen, mich nicht zu verraten. Pfote drauf und abgemacht!
Darum vertraue ich dir auch mein zweites Geheimnis an.
Wenn du es weitererzählst, dann brumm ich dir was. Ich meine das ernst!
Teil zwei meines Geheimnisses:
Ich gehe niemals an dem gelben Zaun vorbei. Nie! Nie! Nie!
Selbst mein Spruch, den ich gedichtet habe, hilft mir nicht:

SCHNÜFFELNASE, STEH MIR BEI,
ICH WILL AN DEM ZAUN VORBEI
DESHALB PFOTEN, BLEIBT NICHT STEHEN
IHR SOLLT GEHEN, GEHEN, GEHEN!

Wenn Papa-Bär mit mir und meinem kleinen Schwester-Bär zum Spielplatz geht, kommen wir immer zum gelben Zaun. Dann rufe ich schon ein Stück vorher: „Schau, Papa, dort drüben!“, und ich deute mit der Pfote auf die andere Straßenseite. Und ich ziehe Papa hinter mir her, damit wir nicht zu nahe an den gelben Zaun kommen.
Papa sagt dann immer: „Was ist dort? Ich sehe nichts!“

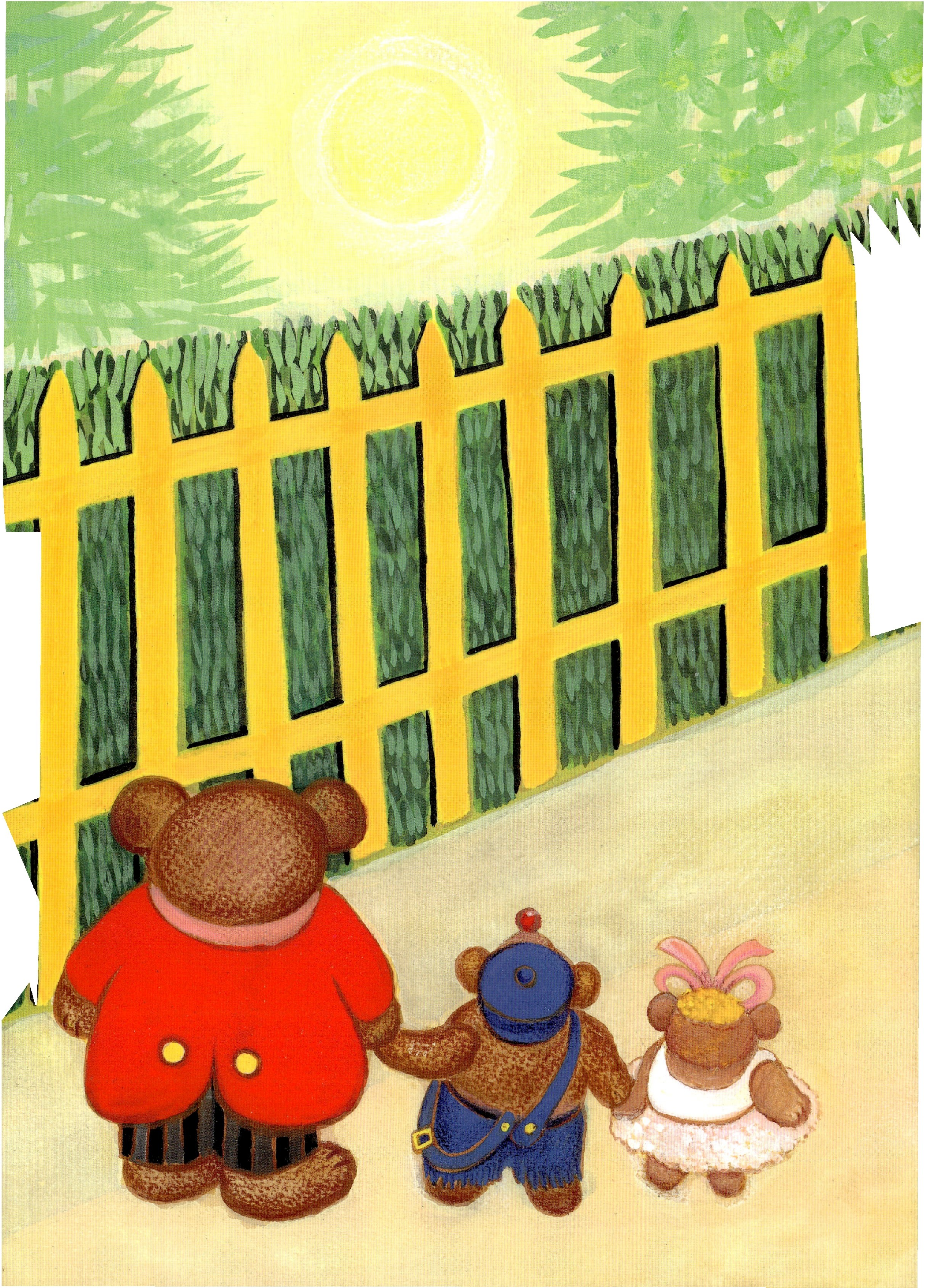

„Da war ein erbsengrüner Käfer mit rosa Punkten", flunkere ich. Oder: „Da war ein zitronengelber Elefant, der Erdbeeren frisst!"

Ich muss dann meine Nase hinter der Pfote verstecken. Sie leuchtet richtig auf, wenn ich lüge. Natürlich habe ich weder einen erbsengrünen Käfer mit rosa Punkten gesehen noch einen zitronengelben Elefanten, der gerade Erdbeeren frisst.

Papa-Bär schmunzelt immer und tätschelt mich zwischen den Ohren: „Unser Schnüffi, der Märchenerzähler!"
Meinen kleinen Schwester-Bär aber habe ich in diesem Moment besonders lieb. Schwester-Bär quiekt aufgeregt: „Zitronen-Elefant sehen! Zitronen-Elefant streicheln!" Sie will unbedingt über die Straße, und wenn der kleine Schwester-Bär etwas will, wird Papa-Bär so weich wie ein Becher Eiscreme in der Sonne. Er brummt: „Diese Jung-Bären, diese Jung-Bären!", und schüttelt den großen Kopf, erfüllt dem kleinen Schwester-Bär aber seinen Wunsch.

Es stimmt schon: Lieber erzähle ich von lila Vögeln mit blauen Schnäbeln als die Wahrheit zu sagen. Ich will nur weg vom gelben Zaun.

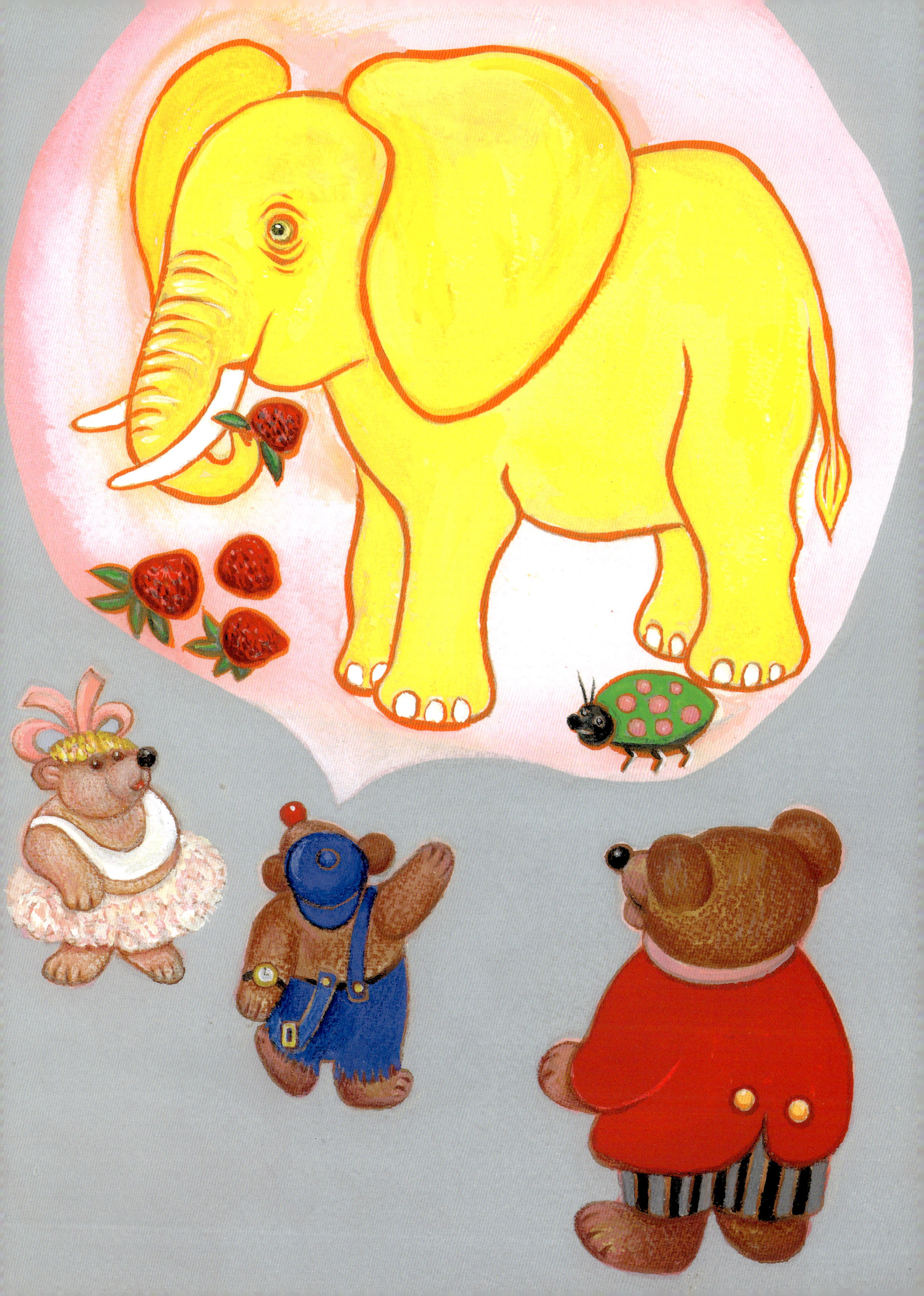

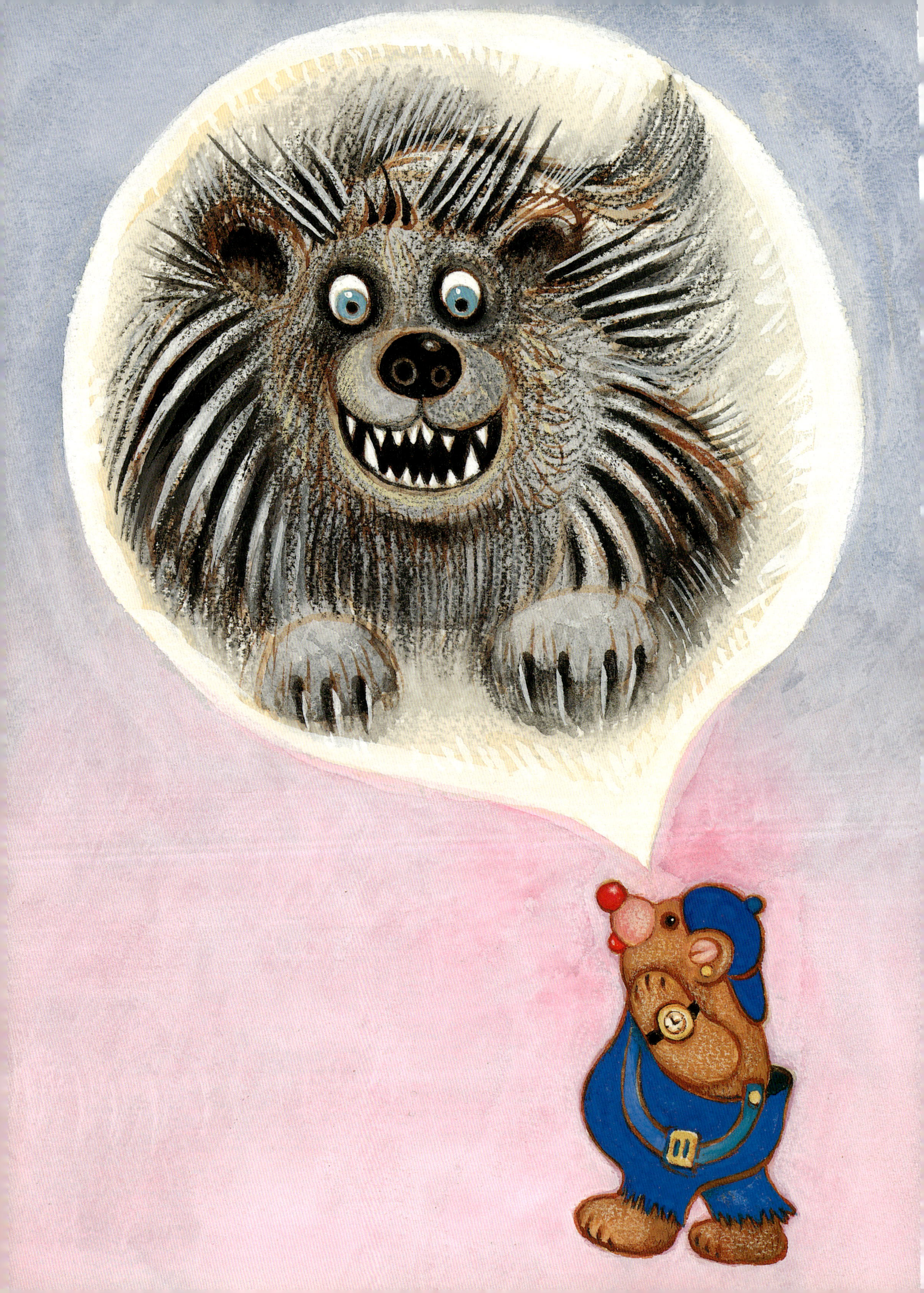

Du denkst jetzt bestimmt, hinter dem Zaun haust ein Ungeheuer, das mich in die große rote Nase beißen will.
Du hast Recht. Na ja, es ist kein Ungeheuer, sondern ein Hund.
Aber kein Hund mit Seidenfell und dunklen, treuen Augen. Gesehen habe ich ihn noch nie. Ich höre ihn nur bellen. Jeder Beller ist wie ein Knall. Der Hund bellt tief, als würde jemand auf eine riesige Pauke schlagen. Nicht Wuff, wuff!, sondern WOWOWOWOWO!

Den ganzen Tag lauert der Hund hinter dem Gebüsch. Geht jemand vorbei, rascheln die Blätter wie bei einem Sturm. Das Bellen bringt alle Fenster der Häuser zum Klirren, so laut ist es. Einmal habe ich den Hund gezeichnet: Er ist mindestens so groß wie eine Kuh.
Und bestimmt hat er Zähne wie ein Tyrannosaurus-Rex. Und riesige Ohren wie eine Hyäne. Und ein Fell, das so stachelig ist wie das eines Stachelschweins. Und eine lange, glitschige Zunge wie ein Chamäleon.

Komme ich zu nahe an den Zaun, springt er bestimmt darüber.
Oder er zwängt sich durch die Gitterstäbe. Er hat so viel Kraft wie drei Elefanten zusammen und kann die dicken Metallstäbe auseinanderbiegen. Deshalb will ich nie am gelben Zaun vorbei.
Nie, nie, nie!

Ich, der Schnüffelnasen-Bär,
ärgere mich wirklich sehr,
weil ich so viel zittern muss,
wann ist damit endlich Schluss?

Du hast mir dein großes Bären-Ehrenwort gegeben. Pfote drauf und abgemacht! Du wirst also wirklich niemandem vom Keller und vom gelben Zaun erzählen. Daher verrate ich dir auch mein drittes Geheimnis:

Weißt du, ich habe einen Lieblingsplatz: Unter dem Tisch.
Dort sitze ich aber nur manchmal. Mein Bruder-Bär kommt dann und fragt: „Wieso sitzt du dort unten, Kleiner?"
Er sagt immer ‚Kleiner' zu mir, und das mag ich nicht.
Ich sage: „Weil das mein neuer Lieblingsplatz ist."
„Sososo, dein neuer Lieblingsplatz!", sagt mein Bruder-Bär.
Dabei grinst er ganz breit. Sein Maul ist so breit, dass ich meinen Malkasten hineinstecken könnte. Wenn mein Bruder-Bär so grinst, sagt er gleich etwas Gemeines.
Manchmal wünsche ich mir etwas:

LIEBE SCHNÜFFELNASE, JUCK,
KITZLE, KRIBBLE, RUCK UND ZUCK,
NIES SO FEST, DASS BRUDER-BÄR
BIS ZUM MOND FLIEGT, BITTE SEHR
ODER FORTGEWEHT WIRD BIS AUFS MEER!

Draußen blitzt es. Und es donnert. Schrecklich laut! Ich halte mir schnell die Ohren zu. Mit beiden Tatzen. Und die Augen kneife ich auch fest zu. „Du hast Angst vor dem Gewitter!", spottet mein Bruder-Bär. „Der Kleine hat Angst vor ein bisschen Blitz und Donner. So ein Bibber-Bär! Aus dir wird nie ein großer, starker Bär." Und dann lacht er. Das macht mich so schrecklich wütend. Auf meinen Bruder-Bär und auf mich.

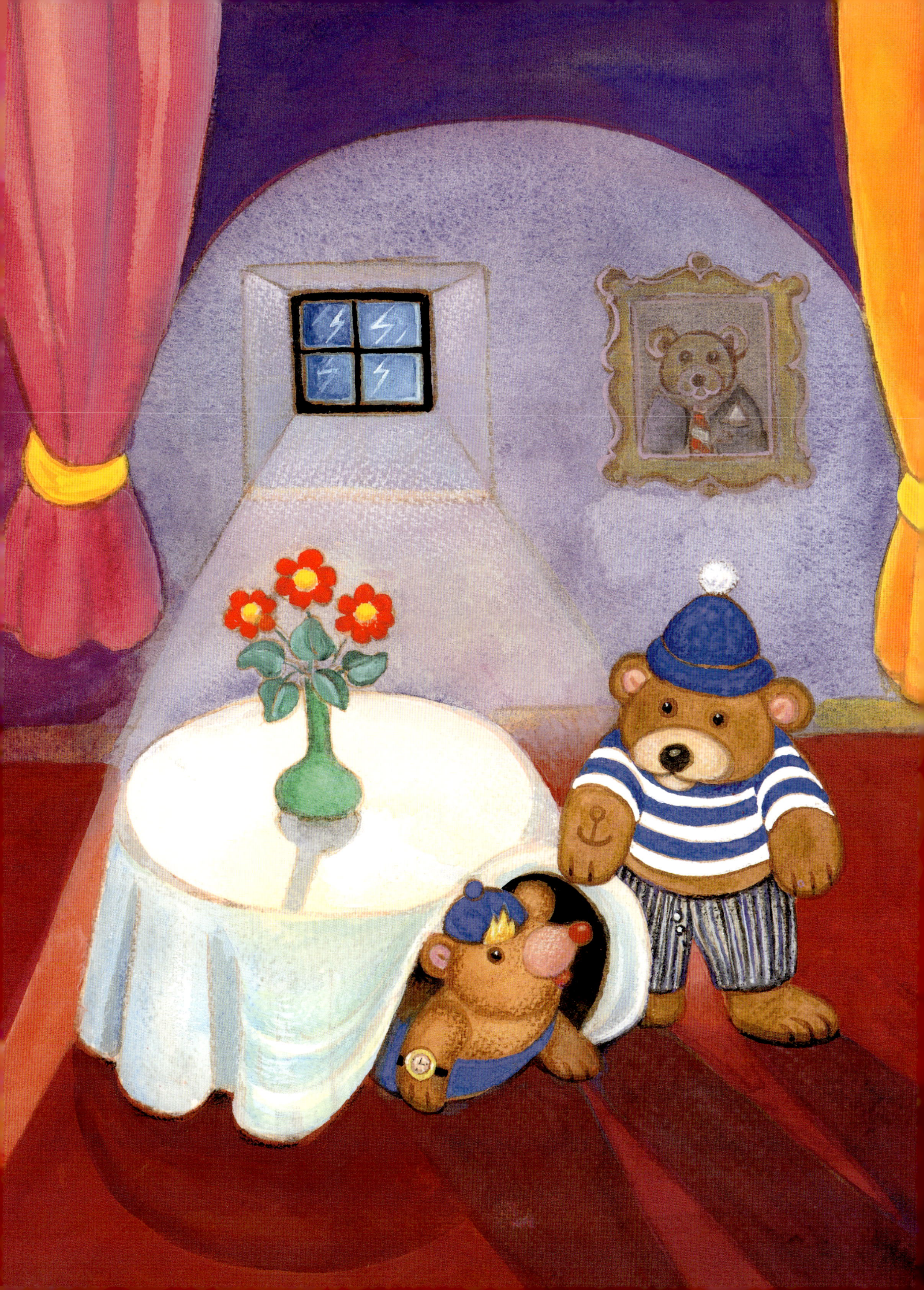

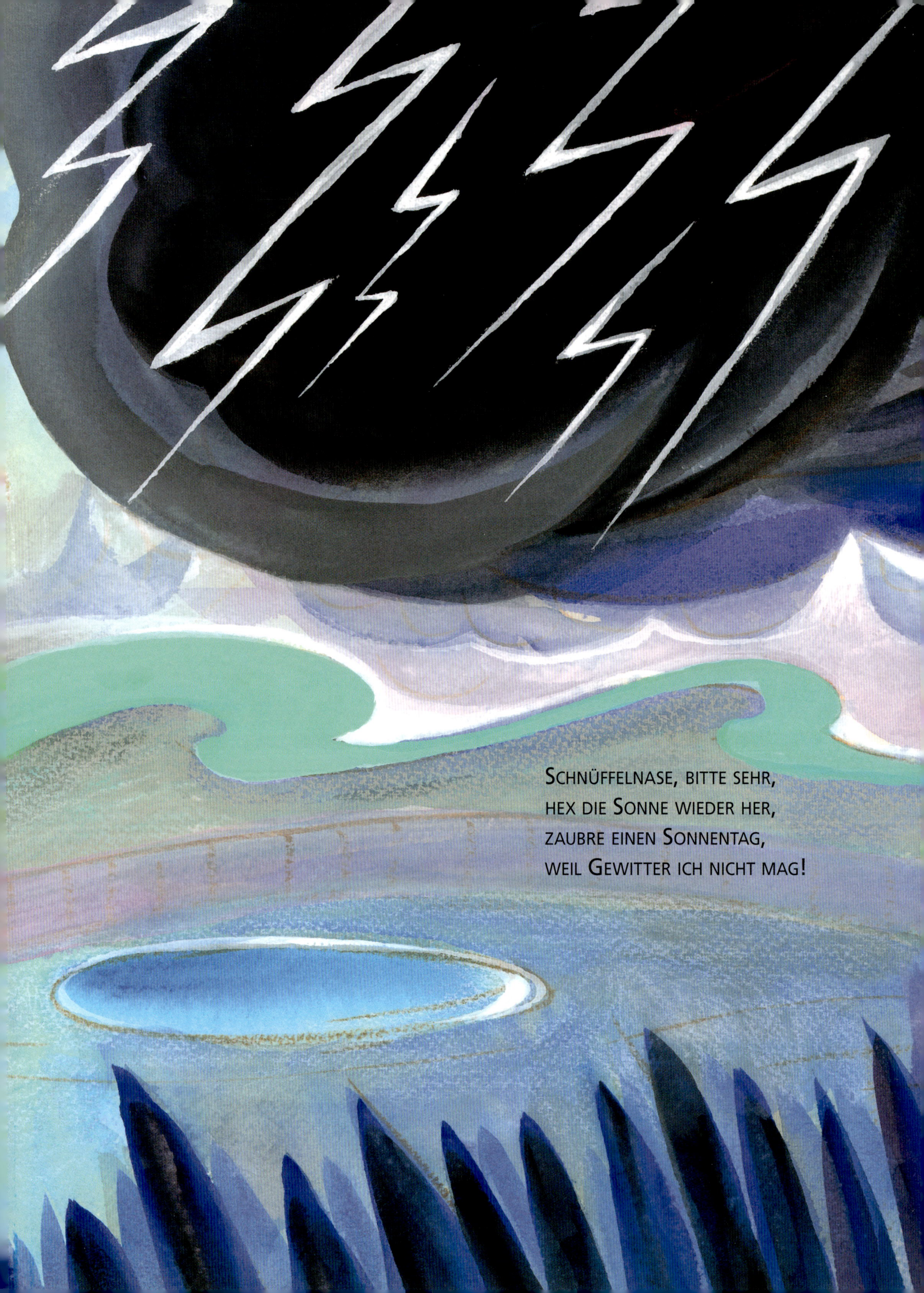

Schnüffelnase, bitte sehr,
hex die Sonne wieder her,
zaubre einen Sonnentag,
weil Gewitter ich nicht mag!

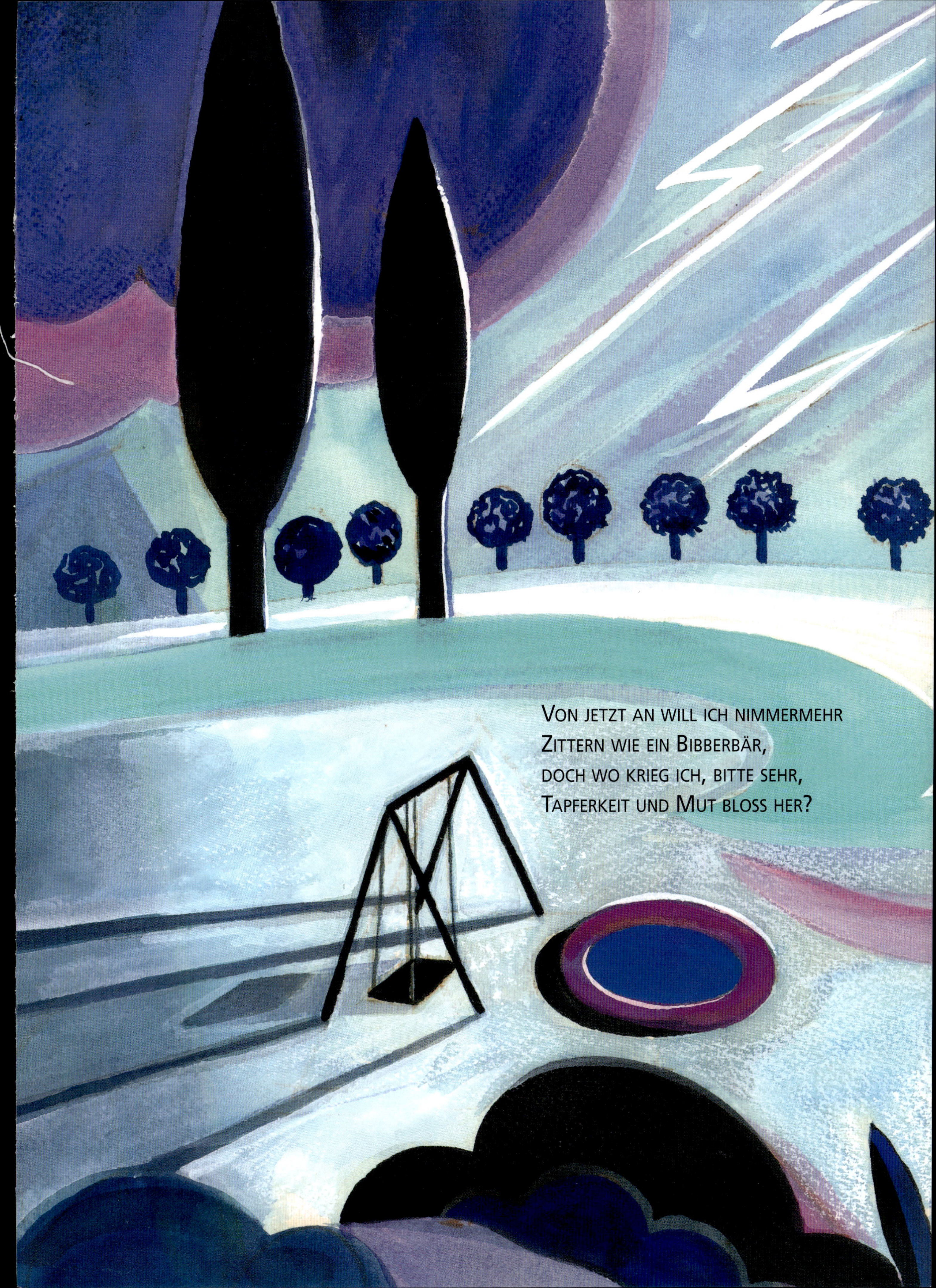

Von jetzt an will ich nimmermehr
Zittern wie ein Bibberbär,
doch wo krieg ich, bitte sehr,
Tapferkeit und Mut bloss her?

Heute ist Mama-Bär fort und Papa-Bär auch. Mama-Bär bringt meinen kleinen Schwester-Bär in die Tanzstunde. Seit dem Frühstück läuft der Schwester-Bär schon in seinem rosa Tanzröckchen herum.

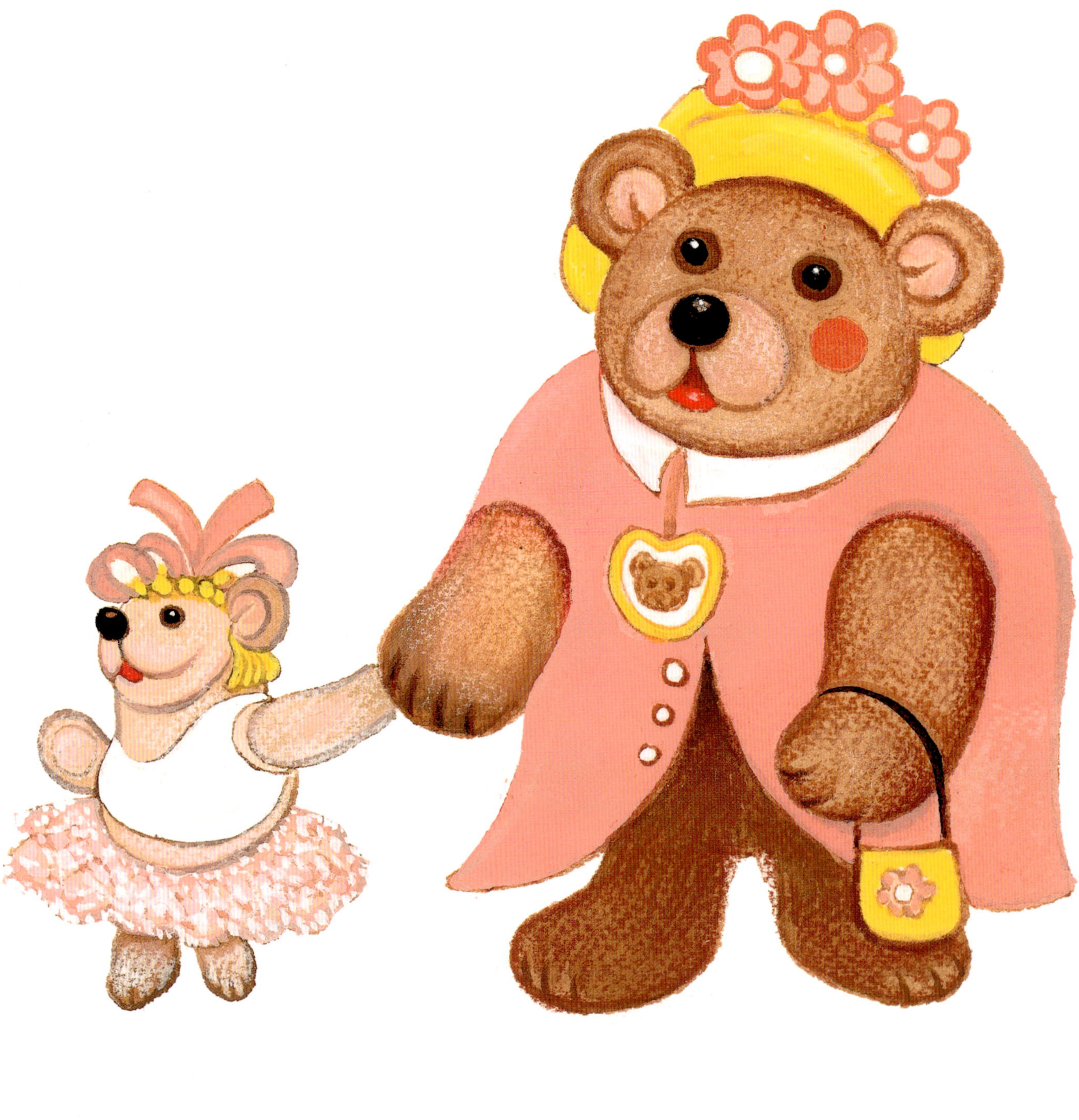

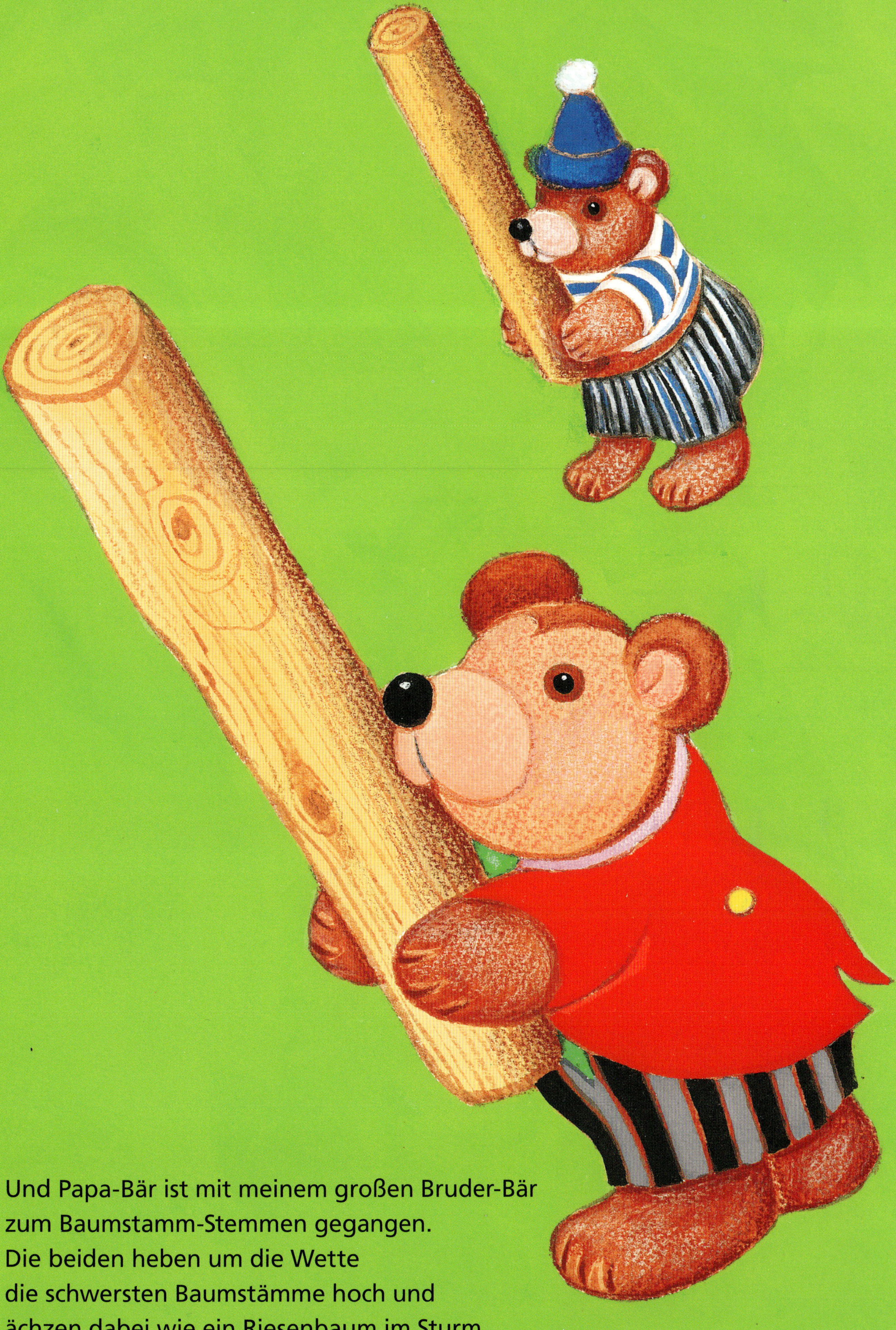

Und Papa-Bär ist mit meinem großen Bruder-Bär
zum Baumstamm-Stemmen gegangen.
Die beiden heben um die Wette
die schwersten Baumstämme hoch und
ächzen dabei wie ein Riesenbaum im Sturm.

Gleich nebenan wohnt Gomo-Bär. Zu ihm gehe ich oft und gerne.
Gomo ist mein Großvater. Sein Fell ist nicht mehr so braun, sondern schon ein bisschen grau. Aber er ist trotzdem kein Eisbär.
Ich kuschle mich ganz fest an ihn und weine sogar ein wenig.
„Was ist denn los?", fragt mich Gomo. Seine Stimme ist noch viel tiefer als die von Papa-Bär. Aber sie ist sanft.
Bei Gomo habe ich nie Angst. Ich kann Gomo alles erzählen.
Auch vom Keller und vom gelben Zaun und vom Gewitter.
Er lacht nie. Er spottet nie.
„Ich will mutig sein!", sage ich ihm.
Gomo nickt. „Du brauchst den Mach-Mir-Mut-Stein."
Was ist das? Und wo bekomme ich diesen Stein her?
Gomo tippt mit der Pfote auf meine Nase. „Das ist ein Fall für deine Schnüffelnase. Mit ihrer Hilfe wirst du den Mach-Mir-Mut-Stein bestimmt finden."
„Und dann bin ich stark und mutig?", will ich wissen.
Gomo zwinkert mir zu.
Diesen Stein will ich sofort haben.
„Hast du einen Mach-Mir-Mut-Stein?", frage ich Gomo.
„Natürlich habe ich einen", antwortet Gomo. „Aber er nützt dir nichts. Du musst deinen eigenen Mach-Mir-Mut-Stein finden."

Jetzt bin ich sehr aufgeregt. Ich springe von Gomos Schoß.
„Wie sieht er aus? Wo kann ich ihn finden?"
„Benutze deine Schnüffelnase", sagt Gomo. „Sie wird dich zu ihm führen." Und dann gibt er mir seine große Taschenlampe. Warum?

SCHNÜFFELNASE, JETZT LEG LOS!
WO IST DIESER STEIN DENN BLOSS?
BITTE, HILF, ICH BRAUCHE IHN,
FÜHR MICH BLITZSCHNELL ZU IHM HIN.

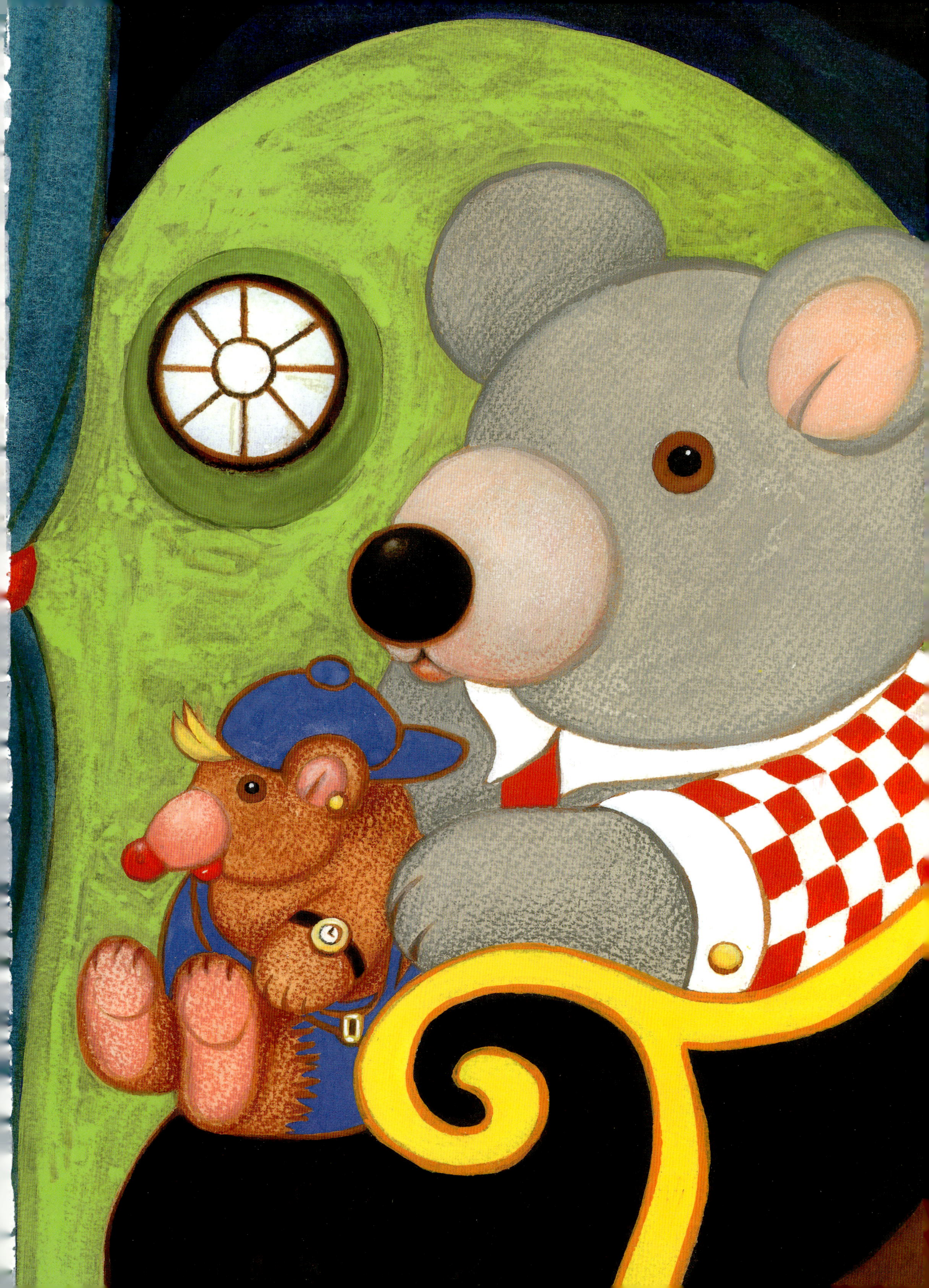

Ich suche jetzt überall nach dem Mach-Mir-Mut-Stein. Zuerst stelle ich mich ins Wohnzimmer und schnüffle. Meine große rote Nase wackelt und zittert vor Anstrengung.

Und dann rieche ich etwas. Der Geruch kommt unter dem Sofa hervor. Ich leuchte mit der Taschenlampe hin und finde etwas Pelziges, Grün-Graues. Es stinkt! Beleidigt rümpfe ich die Nase. Aber ich hole es trotzdem heraus.
Mama-Bär kommt und sieht es sich an. „Das ist verschimmelter Käse", stellt sie fest. „Ich habe den Käse, als er noch frisch war, deinem Bruder aufs Brot gegeben. Er wollte ihn wohl nicht essen und hat ihn unter dem Sofa verschwinden lassen."
Bruder-Bär will davonschleichen, aber Mama-Bär lässt ihn nicht.
Sie zieht ihn am Ohr. Jetzt muss ich lachen.
Bruder-Bär wird richtig zornig. Ich verstecke mich schnell hinter der nächsten Tür. Sonst raufen wir, und dann wird Mama-Bär wütend.
Ups! Die Kellertür. Die Kellertreppe! Auf einmal juckt meine Schnüffelnase.

Juckt die Nase, sagt sie mir:
Achtung, Achtung, es gibt hier
etwas für dich zu entdecken,
deshalb guck in alle Ecken.

Vielleicht ist es diesmal der Mach-Mir-Mut-Stein! Ich muss im Keller suchen. Zum Glück habe ich Gomos starke Taschenlampe. Nachdem ich sie angeknipst habe, tappe ich die Stufen hinunter und leuchte in alle Ecken.

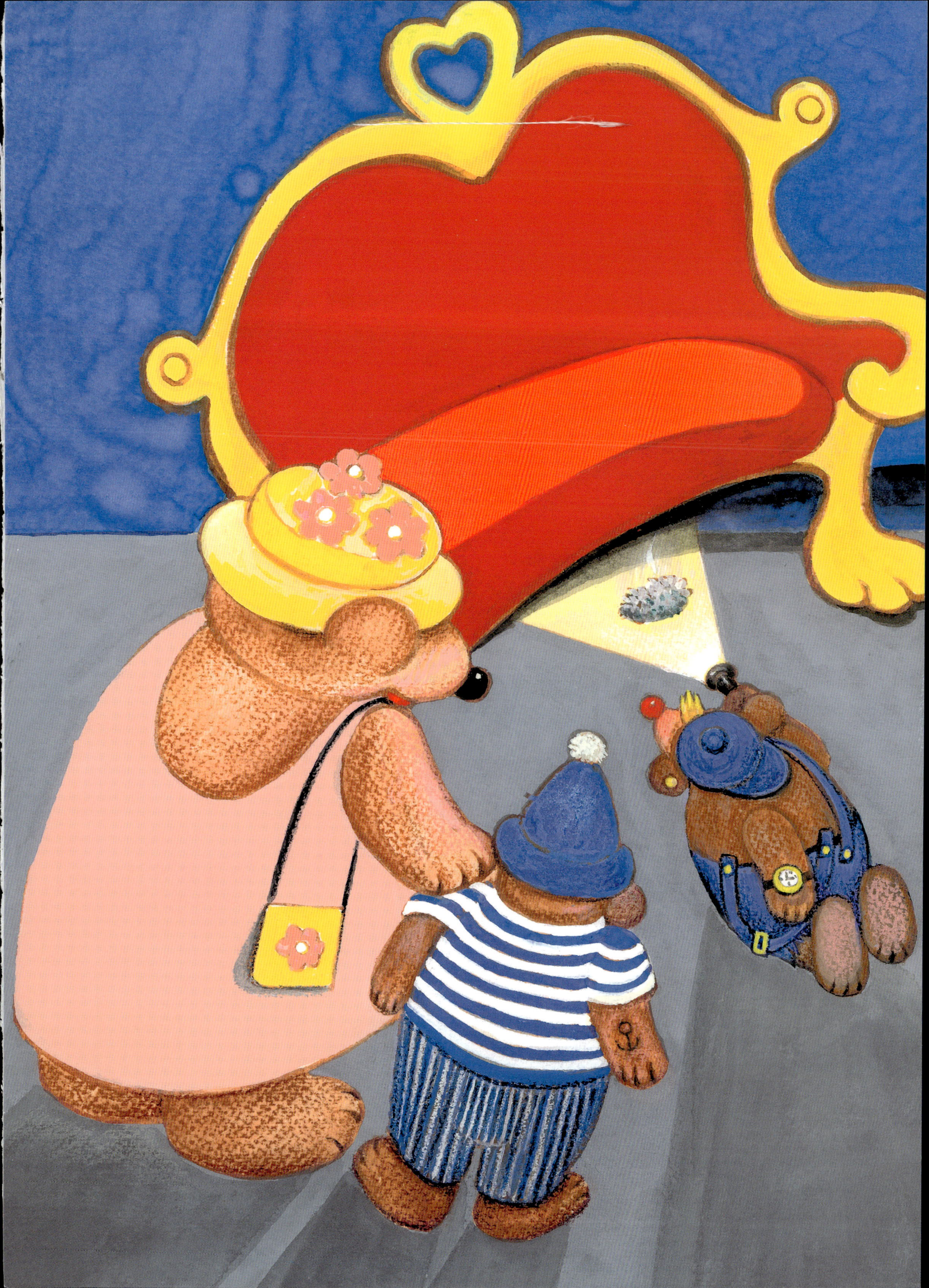

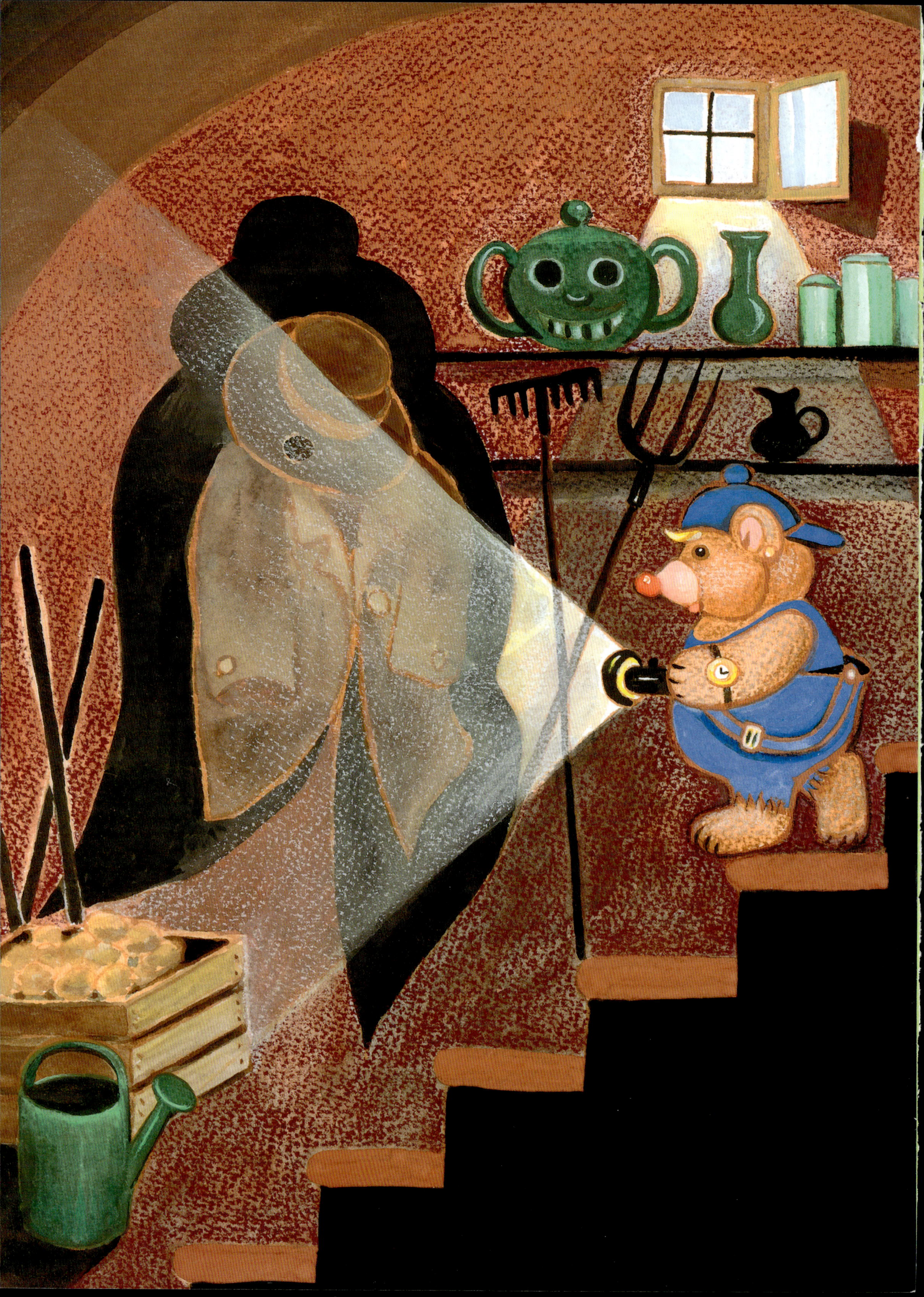

Die Schnüffelnase juckt mich sehr,
also weiss sie wieder mehr.
Hat sie etwa gar entdeckt,
wo der Stein sich hat versteckt?

Das Licht der Taschenlampe zuckt wie ein wildes Glühwürmchen durch den Keller. Dabei erkenne ich etwas. Auf einmal muss ich lachen. In meinem Bauch grummelt es nicht, dafür aber kribbelt es in meinen Sohlen, weil ich vor Freude springen möchte. Stell dir vor: Es gibt gar keinen schwarzen Mann im Keller! Das ist nur ein Kleiderständer mit Papa-Bärs altem Mantel und dem Hut, auf den ein Vogel aus der Luft etwas hat fallen lassen. Du weißt schon. Etwas Weißes. Weil der Fleck sich nicht abwischen lässt, hängt der Hut im Keller.

Ich weiß jetzt auch, was da quietscht: Das ist kein Gespenst, sondern das Kellerfenster. Der Wind bewegt es leicht und dabei quietschen die Angeln: Quiiiiii, Quäääää, Quiiiii, Quäääää!

Sogar die kleinen Ungeheuer habe ich gefunden. Es sind aber keine Ungeheuer, sondern Papier und Folie. Mama-Bär hat eine Vase darin eingewickelt, damit mein Schwesterchen-Bär sie nicht umstößt und kaputt macht. Sie bleibt so lange im Keller, bis sie groß ist. Ich meine, die Vase bleibt im Keller bis Schwesterchen-Bär groß ist. Nicht umgekehrt.

Überall im Keller suche ich nach dem Mach-Mir-Mut-Stein. Ich finde ihn aber nicht. Schade. Meine Schnüffelnase hängt ein bisschen traurig herab. Aber nur kurz. Dann strecke ich sie wieder fröhlich in die Höhe.
Für Mama-Bär nehme ich aus dem Keller Kartoffeln mit.
Ich laufe singend und springend die Treppe hinauf!

Ich schnüffle hin, ich schnüffle her,
alles interessiert mich sehr,
wissen will ich immer mehr,
ich, der Schnüffelnasen-Bär!

„Der Mach-Mir-Mut-Stein muss nicht im Haus versteckt sein!", sagt Gomo. Wir machen uns gemeinsam auf die Suche. Wir gehen und gehen. Auf einmal stehen wir vor dem gelben Zaun.
Ich habe es zuerst gar nicht bemerkt. Schnell will ich auf die andere Straßenseite. Aber Gomo hält mich an der Pfote fest.
„Vielleicht weiß Nona-Bär, wo du den Mach-Mir-Mut-Stein finden kannst!", sagt er und drückt den Klingelknopf, der wie ein lachendes Bärengesicht aussieht.

Hinter dem gelben Zaun bellt der Kuh-Hyänen-T-Rex-Stachelschwein-Chamäleon-Hund wie verrückt. WOWOWO!, dröhnt es.
Ich will weg. Gomo, bitte, gehen wir weiter!
Aber Gomo lächelt mich an und wartet. Er lässt meine Pfote nicht los.
Aus dem Gartentor tritt eine Bären-Frau. Ihr Fell ist auch schon ein bisschen grau.
„Nona, ich muss dich etwas fragen!", sagt Gomo.
Ich verstecke mich hinter ihm und denke mir:

ACH DU ROTE SCHNÜFFELNASE,
LIEBER WÄR ICH JETZT EIN HASE,
DER MIT EINEM HOHEN SATZ
FLÜCHTEN KANN VON DIESEM PLATZ.

„Kommt doch rein, sonst läuft Leopold auf die Straße!", sagt die Bären-Frau.
Nein, nie, nie, nie! Warum bleibt Gomo noch immer stehen?
Ich ziehe und zerre an seiner Pfote. Gomo muss sie in Honig getaucht haben, denn ich klebe an ihm fest. Es ist nicht möglich loszukommen. Die Bären-Frau macht das Gartentor weit auf.

„Bist du aber lieb!", höre ich Gomo sagen. Ich verstecke mich noch immer hinter seinem Rücken. Gomo bückt sich und streichelt jemanden. Streichelt er den Hund?
Dazu muss er sich doch nicht bücken. Der Hund ist so groß wie eine Kuh!
Gomo muss aufpassen, dass er sich nicht an den Stachelschwein-Stacheln sticht. Vielleicht schlingt der T-Rex-Hund auch seine Chamäleonzunge um seine Hand und zerrt ihn damit in sein Maul.

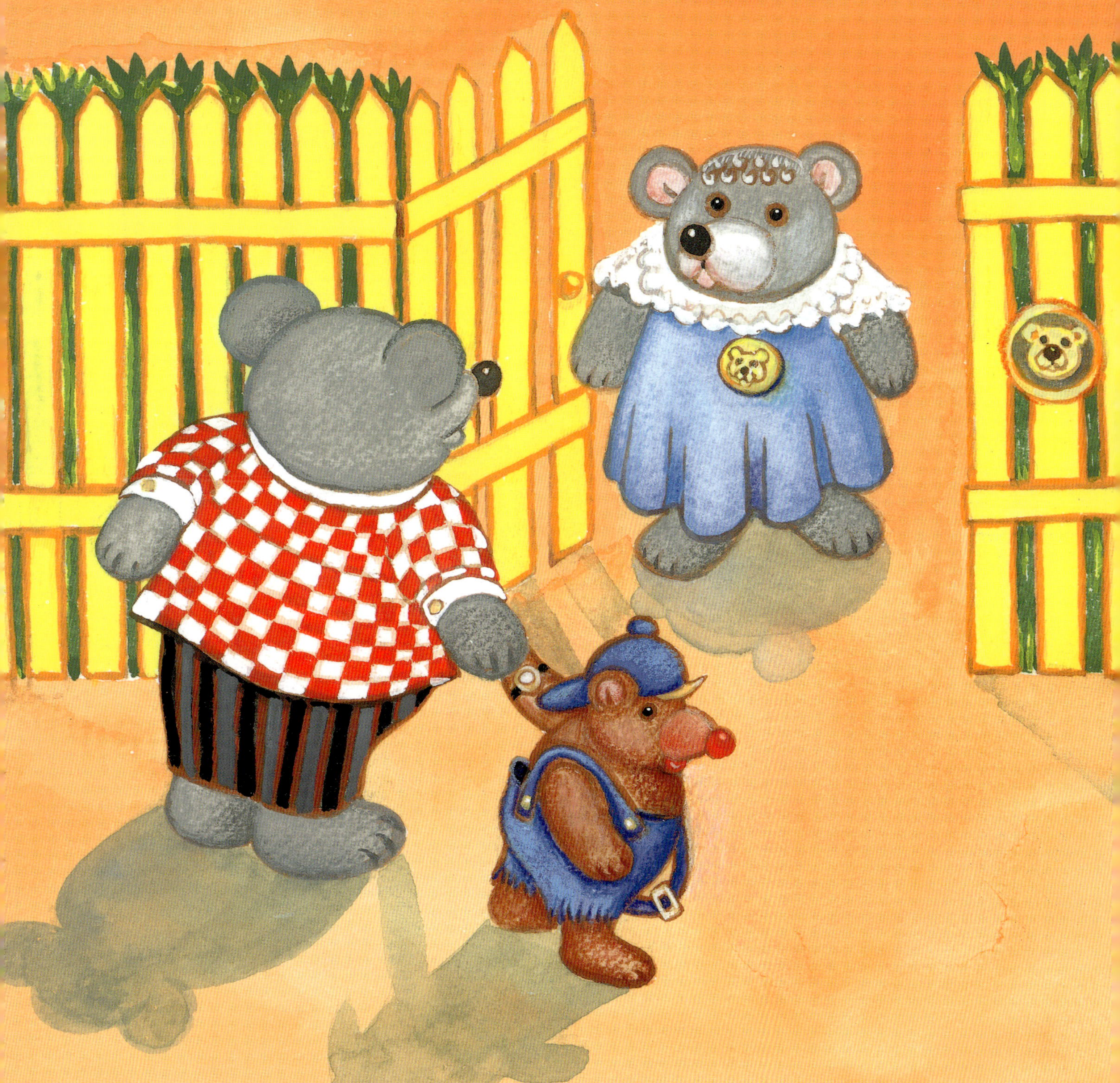

Noch immer redet Gomo auf den Hund ein, der nicht mehr bellt, dafür aber ein zufriedenes Grunzen von sich gibt. Ist er vielleicht sogar mit einem Wildschwein verwandt?
Jetzt bin ich neugierig.

DIE SCHNÜFFELNASE JUCKT MICH SEHR,
ALSO WEISS SIE WIEDER MEHR,
UND DAS JUCKEN WILL MIR SAGEN:
EINEN BLICK SOLL ICH SCHON WAGEN.

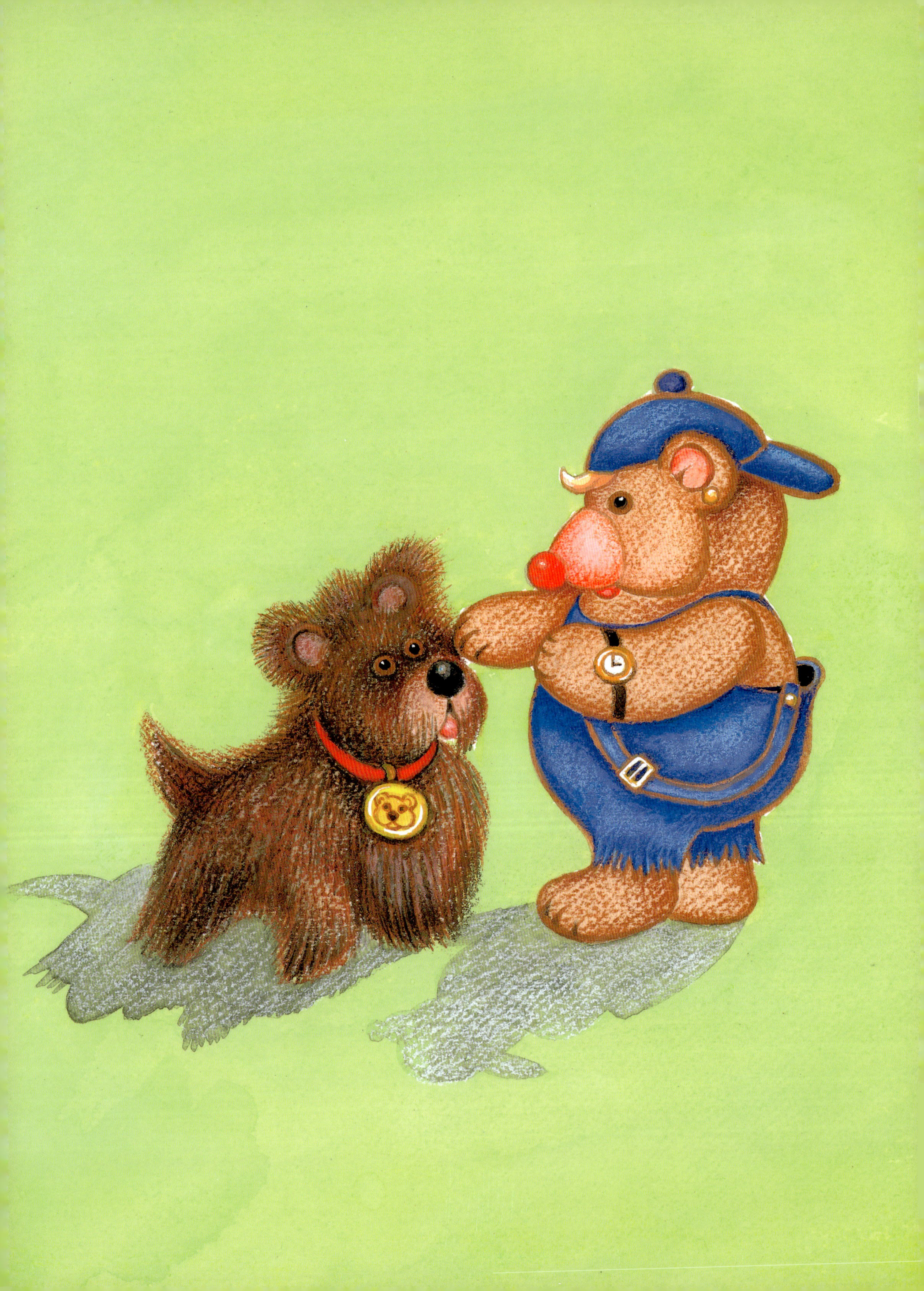

Das ist ja gar kein Kuh-Hund! Das ist ein großer Staubwedel! Ich streichle einen großen Staubwedel! Leopold heißt er und er beißt nicht!
Die Bären-Frau erklärt mir alles: Ich darf die Pfoten nicht in die Höhe werfen, sonst springt der Hund. Und ich soll auch nicht weglaufen. Sonst denkt der Hund, ich will mit ihm spielen, und rennt mir nach.

„Es ist gut, dass du bei einem fremden Hund so vorsichtig bist!", lobt mich die Bären-Frau. „Frag immer zuerst das Frauchen oder das Herrchen, ob du den Hund streicheln darfst. Manche Hunde wollen das nämlich nicht."
Leopold schon. Er will ununterbrochen gestreichelt werden. Und Hundekuchen will er auch. Am besten gleich eine Schubkarre voll. In den Fresspausen werfe ich seinen roten Ball weit weg. Er bringt ihn zurück und legt ihn mir vor die Tatzen, damit ich ihn wieder werfe.

Einmal schleudert er ihn hoch, und ich schlage ihn mit meiner Nase zurück. Leopold macht es mir nach. Wir haben Nasen-Ball erfunden!
„Aber warum bellt er so laut, wenn draußen jemand am gelben Zaun vorbeigeht?", frage ich Nona, die Bären-Frau.
„Das bedeutet: Achtung, hier bin ich! Das ist mein Garten!", erklärt sie mir. „Leopold bewacht alles."

Als wir gehen, winselt Leopold traurig. Und er leckt mich ab.
„Das bedeutet: Komm bald wieder!", sagt Nona.
Bestimmt werde ich Leopold wieder besuchen.
Wir müssen herausfinden, wer von uns beiden der Nasen-Ball-Meister ist.
Zuerst aber will ich den Mach-Mir-Mut-Stein endlich finden. Wo kann er nur sein? Werde ich ihn jemals finden?

SCHNÜFFELNASE, JETZT ZACKZACK;
SUCHE SCHON DEN GANZEN TAG,
SCHNÜFFLE BITTE GUT UND SCHNELL;
LANGE IST ES NICHT MEHR HELL!

„Gomo, ich werde den Mach-Mir-Mut-Stein nie finden!", seufze ich ein bisschen traurig. „Doch, doch, doch!", tröstet mich Gomo.
„Wie sieht er eigentlich aus?", will ich wissen.
„Manchmal ganz grau. Dann kannst du ihn leicht übersehen", erzählt mir Gomo. „Im Regen glitzert und glänzt er. Und wenn es draußen blitzt, dann leuchtet er richtig."
„Großes Bären-Ehrenwort?", frage ich Gomo. „Tatze drauf!"

Plötzlich wird es dunkel. Als der Donner grollt, ist mir alles klar: Ein Gewitter zieht auf. Am Himmel hängen pechschwarze Wolken.
Dicht dränge ich mich an Gomo.
„Ich glaube, du hast Glück", sagt Gomo. „Es kommt ein Gewitter. Du musst unbedingt am Fenster stehen und in den Garten hinausschauen. Vielleicht leuchtet irgendwo dein Mach-Mir-Mut-Stein im Gras auf."
Als wir nach Hause kommen, klatschen die ersten großen Regentropfen auf den Boden. Und es blitzt. Nur Sekunden später kracht der Donner.
Ich will unter meinen Tisch. Gomo hört, wie ich murmle:

Schnüffelnase, bitte sehr,
hex die Sonne wieder her
zaubre einen Sonnentag,
weil Gewitter ich nicht mag!

„Der Blitz zeigt dir aber vielleicht das Versteck deines Mach-Mir-Mut-Steins", sagt Gomo. „Er ist wichtig." Daher reime ich:

Schnüffelnase, bitte sehr,
hex schnell ein paar Blitze her,
donnern soll es aber stumm,
denn den Donner find ich dumm.

Weißt du, was Gomo macht? Du wirst es nie erraten! Manchmal ist Gomo sehr komisch. Bei jedem Blitz klatscht er in die Hände und ruft: „Bravo!“ Und wenn es donnert, dann macht er den Donner sogar nach. „Grum-bum-bum-bum!“, ruft er.
Ich stehe dicht neben ihm am Fenster. Und die Pfoten habe ich nahe bei den Ohren. Aber ich halte mir die Ohren nicht zu. Und ich blinzle. Meine Augen sind nicht fest zu. Schließlich muss ich doch sehen, wenn im Garten der Mach-Mir-Mut-Stein leuchtet.
„Los, mach mit!“, sagt Gomo zu mir. „Die größte Trommel der Welt ist nicht so herrlich laut wie ein Donner.“

Gomo hat Recht. Es ist nicht einfach für mich die Pfoten sinken zu lassen und zu klatschen. Mein erstes Klatschen klingt ziemlich leise und müde. Und mein „Grum-bum-bum-bum!“ hört sich an wie Magenknurren. Beim nächsten Blitz klatsche ich lauter, und mit dem Donner mache ich im Chor ein richtig lautes „Grum-bum-bum-bum!“

DIE SCHNÜFFELNASE JUCKT MICH SEHR,
ALSO WEISS SIE WIEDER MEHR.
HAT SIE ETWA GAR ENTDECKT,
WO DER STEIN SICH HAT VERSTECKT?

In der Wiese leuchtet kurz etwas auf. Ich will hinaus, aber es regnet viel zu stark. Wenn das Gewitter vorbei ist, dann muss ich sofort in den Garten. Ich habe ihn gefunden, den Mach-Mir-Mut-Stein!

Endlich hört es zu regnen auf. Ich habe die ganze Zeit mit Gomo am Fenster gestanden und in den Garten geschaut. Genau auf die Stelle, an der der Mach-Mir-Mut-Stein geleuchtet hat. Das Gras ist nass. Unter meinen Tatzen macht es Quatsch-Quatsch-Quatsch! Ich suche und suche. Ich habe den Mach-Mir-Mut-Stein genau gesehen. Jetzt muss ich ihn nur noch finden!
Gibt es das? Ich hebe einen Stein auf. Er ist klein und grau. Ein ganz normaler Kieselstein. Das kann doch nicht der Mach-Mir-Mut-Stein sein!

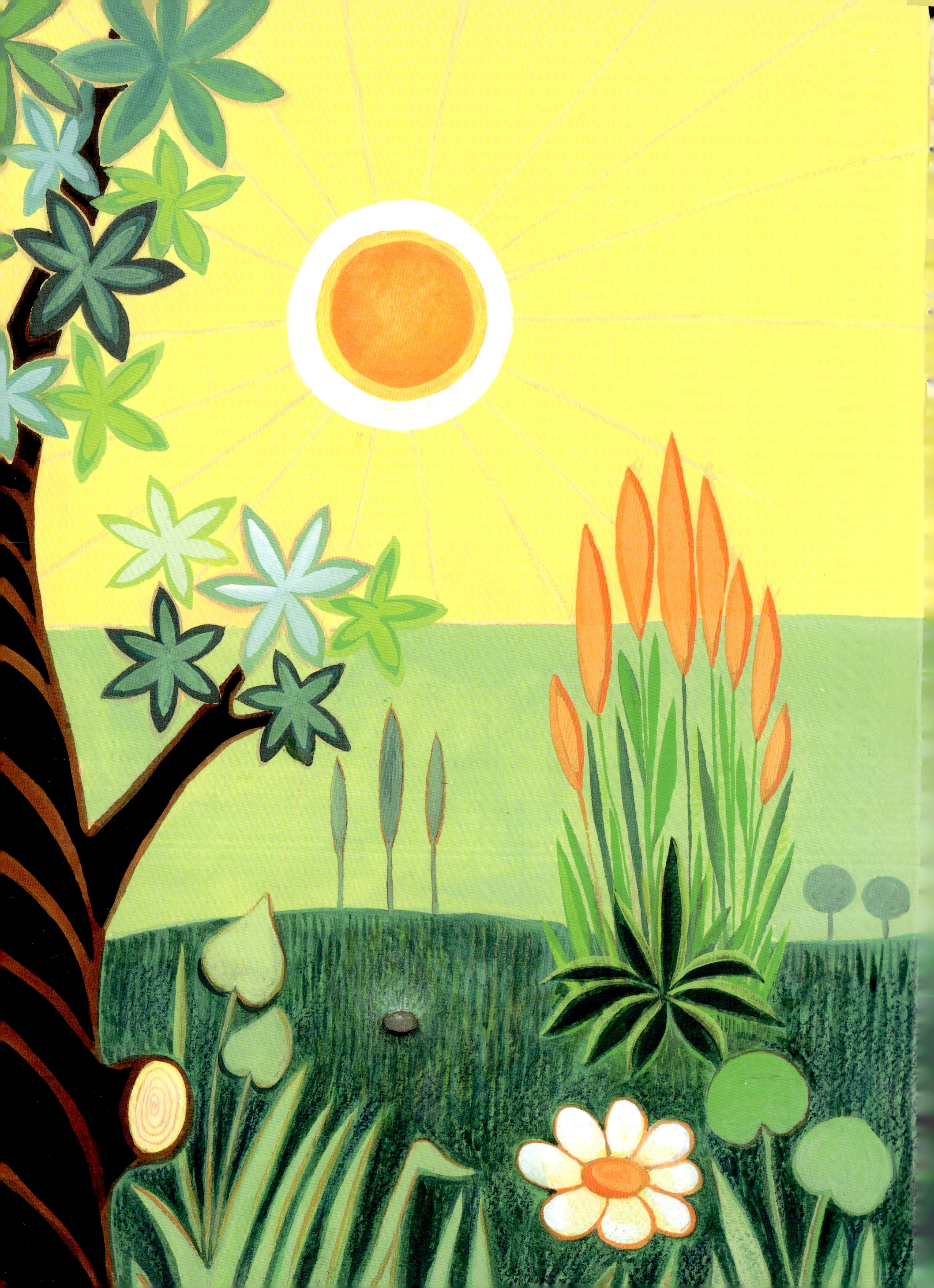

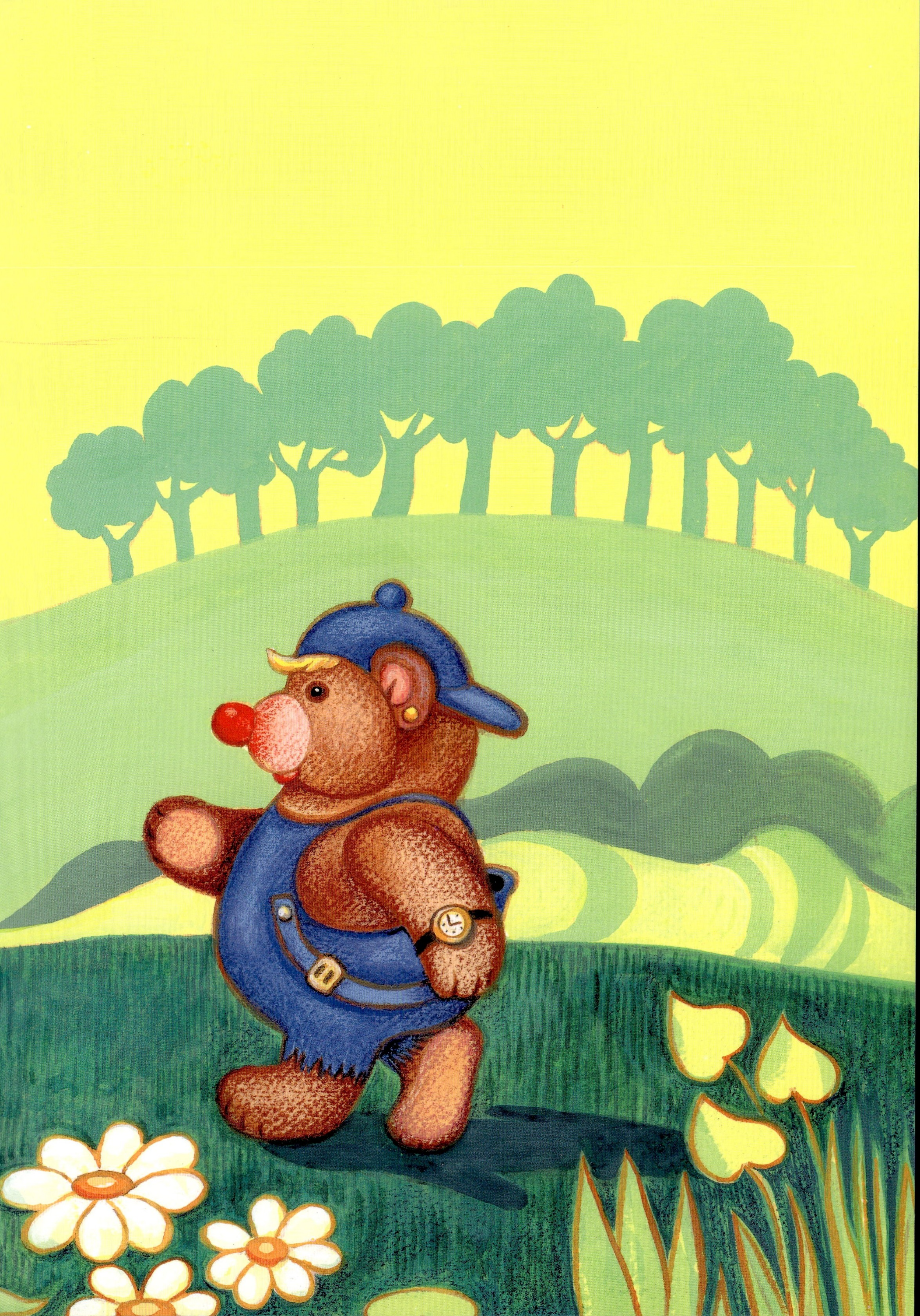

Ich bringe den Stein zu Gomo. Mein Großvater-Bär nimmt ihn und betrachtet ihn ganz genau. Er dreht ihn in den Pfoten und ein Lachen breitet sich auf seinem Gesicht aus.
„Bravo, du hast ihn gefunden!" Gomo schüttelt mir die Pfote.
„Und wird mich der Stein jetzt für immer stark und mutig machen?", frage ich. Gomo denkt nach und sagt dann: „Leg den Mach-Mir-Mut-Stein unter dein Kopfkissen! Wenn du schon mutig bist, wird er sich in der Nacht verwandeln."
Das glaube ich Gomo nicht. Glaubst du das?

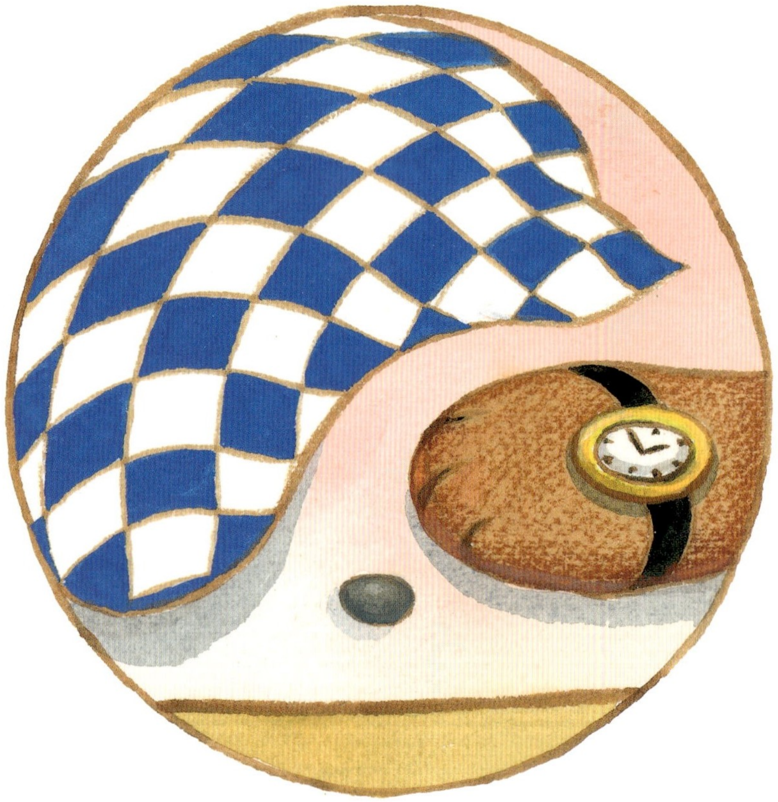

Die Sonne scheint in mein Zimmer. Ich schlage die Augen auf und strecke mich ganz fest. Und dann gähne ich laut. HUUUAAA!
Der Mach-Mir-Mut-Stein fällt mir ein. Aber auf einmal habe ich ein bisschen Angst: Wenn er sich nicht verwandelt hat bin ich ein Angsthase. Oder?

Ganz langsam stecke ich die Pfote unter mein Kissen. Ich spüre etwas Glattes. Und noch etwas. Schnell reiße ich das Kissen in die Höhe.
Der graue Kiesel ist fort. Dafür liegen zwei bunte, glänzende Steine da.

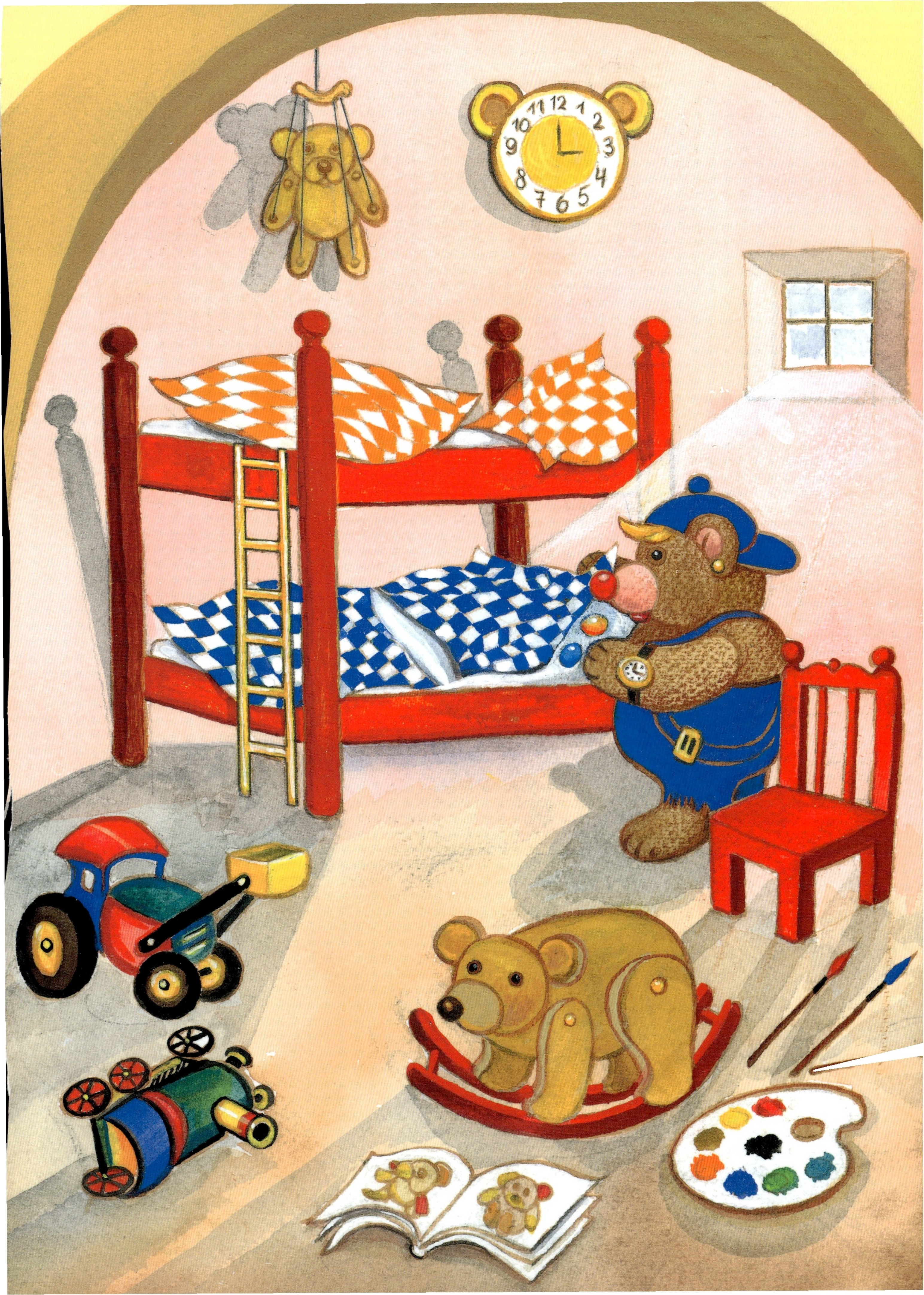

ZWEI! Ich nehme sie und laufe zu Gomo. Er schläft noch, aber ich rüttle ihn wach. Am Morgen riecht er nicht sehr gut. Heute macht mir das aber nichts.

„Schau!“ Ich zeige ihm die beiden Steine. Gomo schmunzelt, nickt und brummelt etwas, das sich anhört wie: „Bravo!“
Auf einmal juckt meine Nase. Aber wieso? Was gibt es zu entdecken?
Da sehe ich den grauen Kiesel aus dem Garten auf Gomos Nachtkästchen liegen. Jetzt weiß ich alles: „Du hast mir die beiden bunten Steine unter das Kissen gelegt. Nicht wahr?“
Ist das nicht gemein? Ich meine, Gomo hat mich angeflunkert.
Ich verschränke meine Pfoten fest vor der Brust und schmolle.
Gomo tippt mir auf die Schulter: „Ja, ich habe dir die beiden Steine geschenkt, weil du stark und mutig bist.“

Aber der Mach-Mir-Mut-Stein macht doch erst mutig. Oder?
Gomo schmunzelt. „Du warst im Keller und hast dich nicht gefürchtet. Du hast mit dem Hund hinter dem gelben Zaun gespielt und bei einem Gewitter aus dem Fenster gesehen. Du bist schon mutig. Dein Mut war immer in dir. Der bunte Stein soll dich jeden Tag daran erinnern. Steck ihn gut ein!“
„Und der zweite Stein? Was ist mit dem?“, will ich wissen. „Den schenkst du deinem besten Freund oder deiner besten Freundin!“, sagt Gomo.

Und genau das mache ich jetzt.

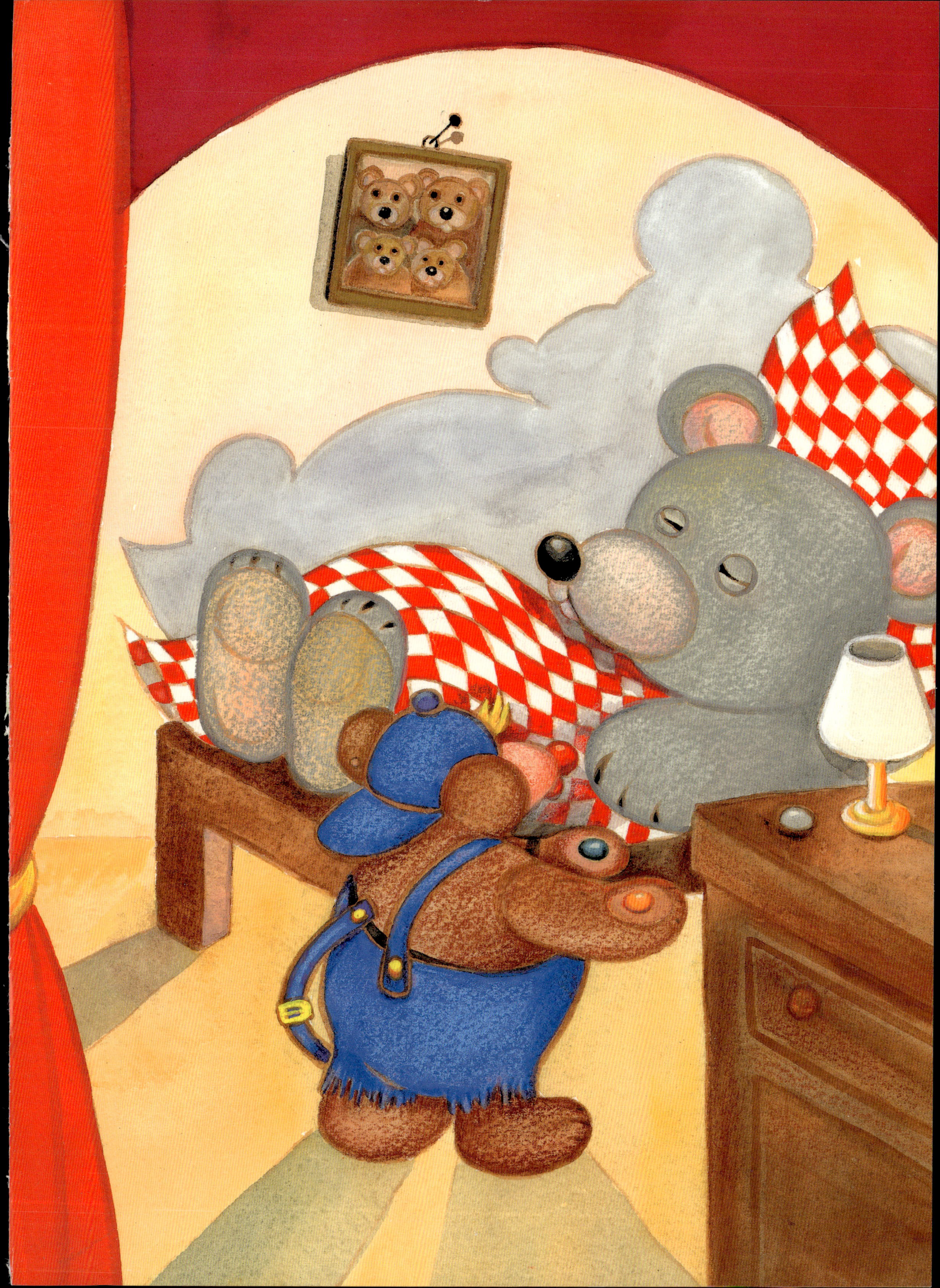

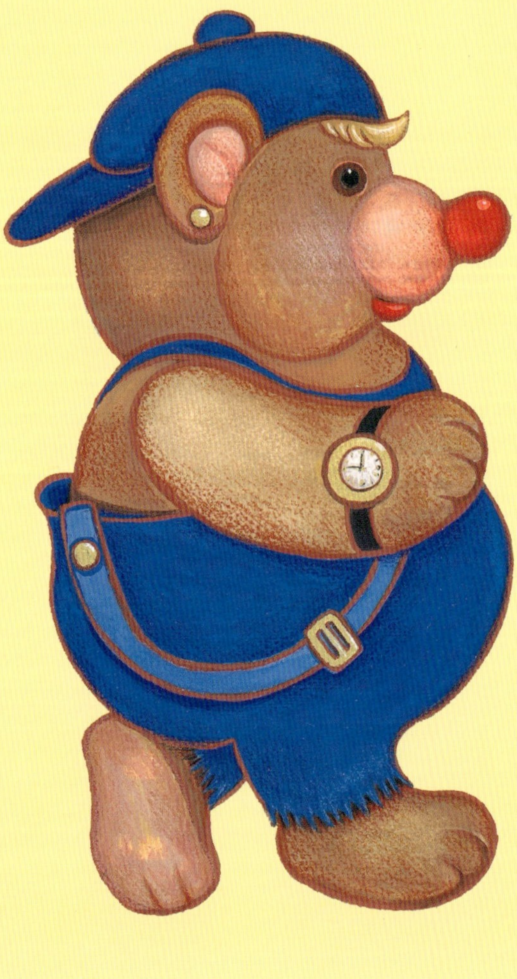